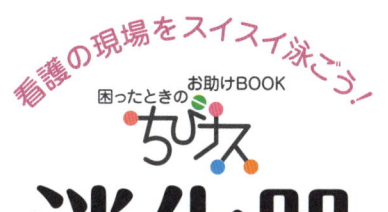

看護の現場をスイスイ泳ごう！

困ったときの お助けBOOK

ちびナス

消化器

山中若樹
監修

矢吹浩子
編集

MC メディカ出版

ナースのみなさんへ

　〈ちびナス〉は新人をはじめとする経験の少ないナースを指しています。消化器系疾患は臓器によって代謝や消化吸収の障害がさまざまに現れ、とくに手術による影響は複雑で、〈ちびナス〉にはなかなか覚えきれないでしょう。この本はそのような新人看護師がポケットに入れて使える"あんちょこ"本になるように編集しました。

　ベッドサイドで「あ、どうするんだっけ？」「何か観忘れていることはないか」と思ったときにポケットからコソッと取り出してみる"あんちょこ"です。しっかり勉強するときはメディカ出版の「消化器外科 NURSING」などの専門誌を用いて机に向かって学び、「ちびナス消化器」はユニフォームのポケットに携帯してベッドサイドで使っていただければと思います。

　この"あんちょこ"本によって〈ちびナス〉の仕事上の不安が少なくなって、早く一人前に成長するように役立つことができれば幸いです。

2018年8月

　　　　　　　明和病院 看護部長　矢吹浩子

CONTENTS

ナースのみなさんへ................................ 3

監修・編集・執筆者一覧............................ 7

CHAPTER 1 解剖と機能

1　消化にかかわる臓器・器官（全体像）........ 9

2　消化酵素...................................... 11

3　食道.. 12

4　胃.. 13

5　小腸.. 14

6　大腸.. 15

7　直腸.. 16

8　肝・胆.. 17

9　膵.. 18

CHAPTER 2 検査

1　血液生化学検査................................ 19

2　心電図.. 22

3　感染症の検査.................................. 24

4　各種画像検査.................................. 25

5　栄養評価...................................... 26

CHAPTER 3 疾患・治療

A. 共通する術前・術後看護

1　術前中止薬.................................... 28

2　術前の看護.................................... 30

3	全身麻酔	32
4	局所麻酔	34
5	術後の看護	36
6	疼痛管理	41
7	術後イレウス	45
8	ドレーン管理	47

B. 食道
1	食道の画像検査のポイント	52
2	食道の内視鏡的治療と看護	56
3	食道の外科手術と看護	60

C. 胃
1	胃の画像検査のポイント	65
2	胃の内視鏡的治療と看護	67
3	胃の外科手術と看護	71

D. 大腸
1	大腸の画像検査のポイント	76
2	大腸の内視鏡的治療と看護	81
3	大腸の外科手術と看護	85
4	ストーマ	90

E. 肝臓・胆道
1	肝臓・胆道の画像検査のポイント	94
2	肝臓・胆道の内視鏡的治療と看護	96
3	肝臓・胆道の外科手術と看護	100
4	肝臓・胆道のドレナージ処置	107

F. 膵臓
| 1 | 膵臓の画像検査のポイント | 109 |

2　膵臓の内視鏡的治療と看護 ……… 111
3　膵臓の外科手術と看護 ……… 114
4　膵臓のドレナージ処置 ……… 118

CHAPTER 4 よく使用される薬剤一覧

1　抗悪性腫瘍薬（経口代謝拮抗薬）… 121
2　経口抗菌薬 ……………………… 122
3　鎮痛薬 ………………………… 123
4　制吐薬 ………………………… 124
5　下剤（便秘薬） ……………… 125
6　経口糖尿病治療薬 …………… 127
7　消化性潰瘍治療薬 …………… 128

CHAPTER 5 略語一覧 ……… 130

引用・参考文献 ……………… 132

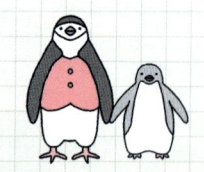

監修・編集・執筆者一覧

[監 修]

明和病院 理事長／院長　山中若樹

[編 集]

明和病院 看護部長　矢吹浩子

[執 筆]

Chapter1

木村文彦　外科部長／化学療法センター長　1〜8

Chapter2

岸　清彦　院長補佐／内科主任部長・臨床検査科部長　1〜3

相原　司　外科主任部長　4

岡本　亮　外科医長　5

Chapter3

仲本嘉彦　内視鏡外科部長　B-1〜3、C-1〜3

栁　秀憲　副院長／外科消化器外科部長　D-1〜4

相原　司　外科主任部長　E-1〜4

生田真一　外科部長　F-1〜4

瀧内弘江　看護師　A-1

末武千香　看護師　A-2〜8、C-3

岡畑暁子　看護師　B-2・3、E-2、F-2

栁　多恵子　看護師　C-2

森　知佐子　看護師　D-2〜4

中田智子　ICU 看護師　E-3、F-3

Chapter4

菊井利伸　薬剤部 部長代理　1〜7

1 解剖と機能

1 消化にかかわる臓器・器官
（全体像）

a. 消化器の構造

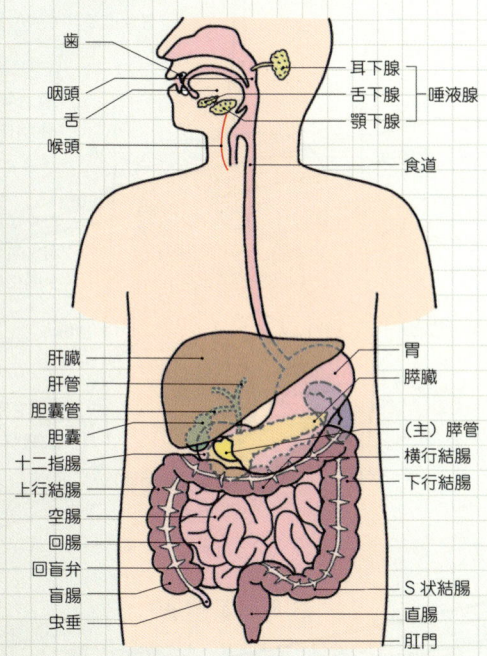

- 歯
- 咽頭
- 舌
- 喉頭
- 耳下腺
- 舌下腺 ｝唾液腺
- 顎下腺
- 食道
- 肝臓
- 肝管
- 胆囊管
- 胆囊
- 十二指腸
- 上行結腸
- 空腸
- 回腸
- 回盲弁
- 盲腸
- 虫垂
- 胃
- 膵臓
- （主）膵管
- 横行結腸
- 下行結腸
- S状結腸
- 直腸
- 肛門

b. 消化器の機能

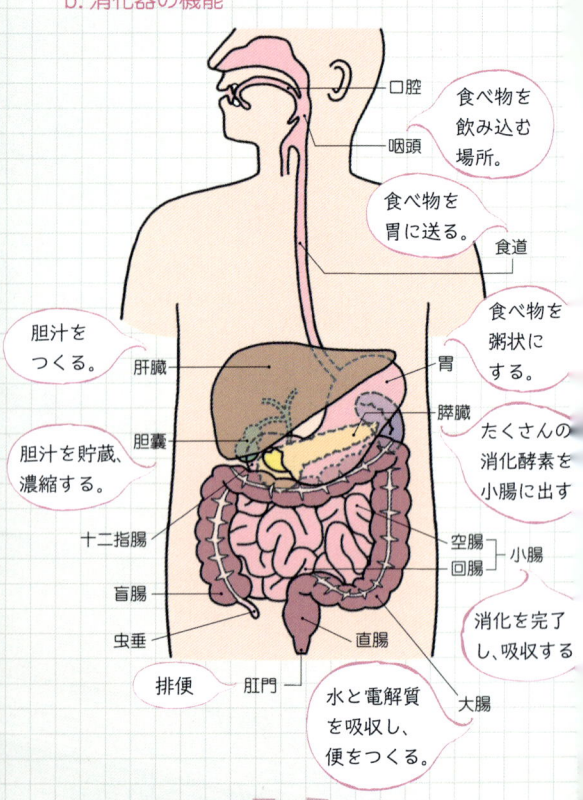

口腔 — 食べ物を飲み込む場所。

食べ物を胃に送る。 — 食道

胆汁をつくる。 — 肝臓

胆汁を貯蔵、濃縮する。 — 胆嚢

胃 — 食べ物を粥状にする。

膵臓 — たくさんの消化酵素を小腸に出す

十二指腸

空腸 ┐
回腸 ┘ 小腸

盲腸

虫垂

直腸

消化を完了し、吸収する

排便 — 肛門

大腸

水と電解質を吸収し、便をつくる。

POINT ★

食べ物は口→喉頭→食道→胃→十二指腸→小腸→大腸→肛門の順に消化管を通り、24〜72時間かかって便となり、肛門にたどり着く。

2 消化酵素

消化液	消化酵素	基質	分解産物
唾液	プチアリン	デンプン	デキストリン、麦芽糖
胃液	ペプシン	タンパク質	ポリペプチド
	胃リパーゼ	脂肪	脂肪酸、グリセリン
膵液	トリプシン	タンパク質、ポリペプチド、キモトリプシノーゲン	小ポリペプチド、キモトリプシン
	キモトリプシン	タンパク質、ポリペプチド	小ポリペプチド
	カルボキシペプチダーゼ	ポリペプチド	C端より分解、アミノ酸
	膵アミラーゼ	デンプン	二糖類
	膵リパーゼ	脂肪、TG	脂肪酸、グリセリン
腸液	エンテロキナーゼ	トリプシノーゲン	トリプシン
	アミノペプチダーゼ	ポリペプチド	N端から分解、アミノ酸
	ジペプチダーゼ	ジペプチド	アミノ酸
	マルターゼ	麦芽糖	ブドウ糖
	ラクターゼ	乳糖	ブドウ糖、ガラクトース
	スクラーゼ	ショ糖	ブドウ糖、果糖
	腸リパーゼ	脂肪	脂肪酸、グリセリン

やまこっと MEMO

消化酵素は、唾液、胃液、膵液、腸液などの消化液に含まれ、食べ物の炭水化物、タンパク質、脂肪を分解し、吸収されやすい状態にする。

3 食道

a. 食道の構造

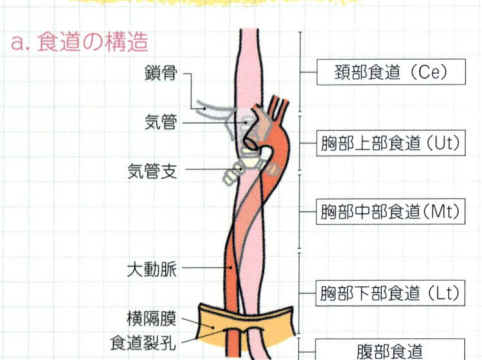

- 鎖骨
- 気管
- 気管支
- 大動脈
- 横隔膜
- 食道裂孔

- 頚部食道（Ce）
- 胸部上部食道（Ut）
- 胸部中部食道（Mt）
- 胸部下部食道（Lt）
- 腹部食道

b. 胸部の側面像

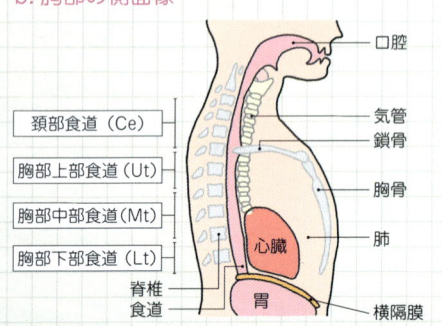

- 頚部食道（Ce）
- 胸部上部食道（Ut）
- 胸部中部食道（Mt）
- 胸部下部食道（Lt）
- 脊椎
- 食道

- 口腔
- 気管
- 鎖骨
- 胸骨
- 肺
- 心臓
- 胃
- 横隔膜

POINT ★

食道は成人で 25cm ほどの管状組織で、解剖学的に頚部、胸部、腹部に分けられる。口に入った食べ物は嚥下によって食道に入り、数秒で胃まで運ばれる。

4 胃

胃は、噴門部、胃体部、前庭部に分けられ、食べ物の粥状化と消化・吸収を担うよ。

a. 胃の解剖と各部の名称

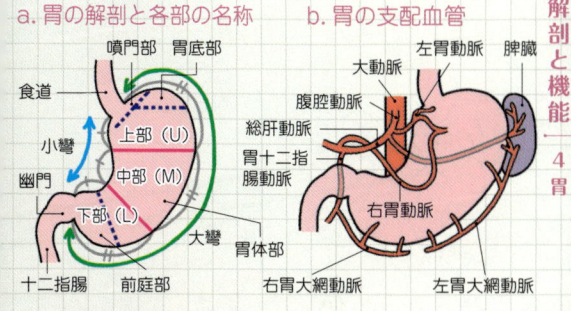

噴門部　胃底部

食道

小彎

幽門

上部（U）

中部（M）

下部（L）

大彎

胃体部

十二指腸　前庭部

b. 胃の支配血管

左胃動脈　脾臓

大動脈

腹腔動脈

総肝動脈

胃十二指腸動脈

右胃動脈

右胃大網動脈　左胃大網動脈

c. 胃の壁構造

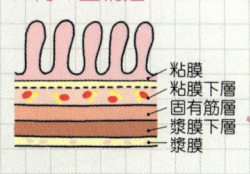

粘膜
粘膜下層
固有筋層
漿膜下層
漿膜

胃壁は内腔面より粘膜、粘膜下層、固有筋層、漿膜下層、漿膜の5層構造から成っている。

ちょこっと MEMO

胃液は1日に1〜2L分泌される。胃液の大半が塩酸（pH1〜2の強酸）であり、殺菌作用をもつ。胃に流入する動脈は腹腔動脈から分枝した左胃動脈、右胃動脈，左胃大網動脈、右胃大網動脈の4枝であり、静脈系も同名のものが伴行している。

5 小腸

小腸の長さは約6m。小腸の内側の壁には無数のひだがあり、栄養を吸収する微絨毛は、広げるとテニスコート約1面分となるよ。

a. 小腸と大腸の区分　b. 小腸の壁構造

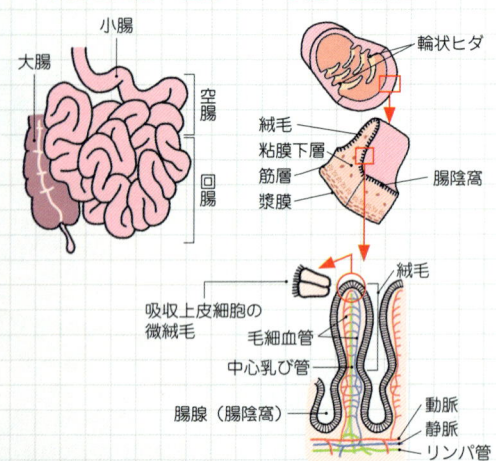

大腸

小腸

空腸

回腸

輪状ヒダ

絨毛
粘膜下層
筋層
漿膜

腸陰窩

吸収上皮細胞の
微絨毛

絨毛

毛細血管

中心乳び管

腸腺（腸陰窩）

動脈
静脈
リンパ管

POINT ★

・ほとんどの栄養は小腸（空腸・回腸）で吸収される。
・ブドウ糖とアミノ酸は吸収上皮細胞から毛細血管網に吸収され、小腸の静脈から門脈を経由して肝臓に運ばれる。
・脂肪分は絨毛の中心乳び管というリンパ管から吸収され、胸管を通って、左鎖骨下静脈に流れる。

6 大腸

a. 大腸の解剖

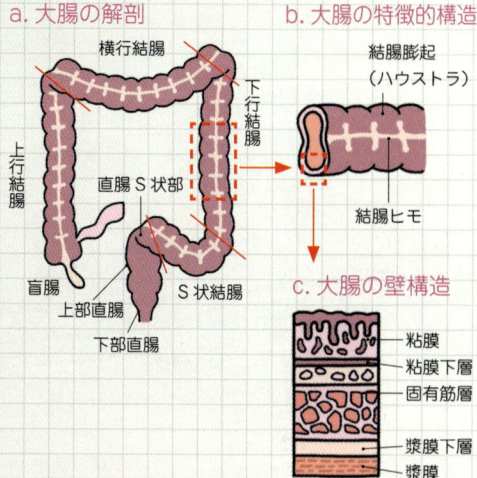

横行結腸

上行結腸

下行結腸

直腸S状部

盲腸

上部直腸

S状結腸

下部直腸

b. 大腸の特徴的構造

結腸膨起
（ハウストラ）

結腸ヒモ

c. 大腸の壁構造

粘膜
粘膜下層
固有筋層
漿膜下層
漿膜

d. 大腸の部位名と生理機能

	部 位	生理機能
結 腸	盲腸、上行結腸、横行結腸、下行結腸、S状結腸	・水分・電解質の吸収 ・消化物の輸送
直 腸	直腸S状部、上部直腸、下部直腸	・排便調節機能

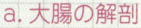

POINT ★

- 結腸は、水分とナトリウムなどの電解質を吸収して便をつくる。
- 直腸は、排便を調節する（便を一時的にためておき、便でいっぱいになると排泄する）。

7 直腸

a. 直腸周囲の神経

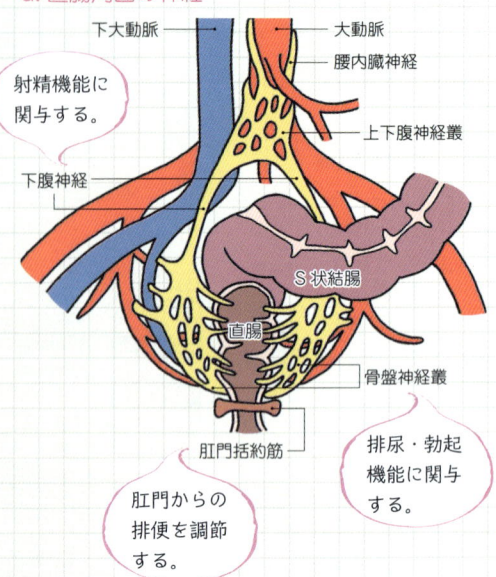

- 下大動脈
- 大動脈
- 腰内臓神経
- 射精機能に関与する。
- 上下腹神経叢
- 下腹神経
- S状結腸
- 直腸
- 骨盤神経叢
- 肛門括約筋
- 排尿・勃起機能に関与する。
- 肛門からの排便を調節する。

POINT ★

- ・直腸は大腸に比べて太く、とくに太い直腸膨大部は便の貯蔵庫のはたらきをする。
- ・肛門は 2 種類の筋肉（外側の外括約筋〔骨格筋：随意筋〕、内側の内括約筋〔平滑筋：不随意筋〕）で排便の調節を行う。

8 肝・胆

肝臓は、体重の約2%（1.2～1.5kg）を占める臓器で、栄養素をためたり合成したりする工場のようなもの。体の毒を中和する役割もあるよ。

a. 肝臓の解剖

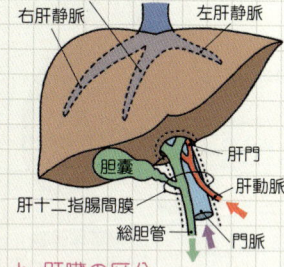

中肝静脈　下大静脈
右肝静脈　　　　左肝静脈
肝門
肝動脈
胆嚢
肝十二指腸間膜
総胆管
門脈

・脂肪の消化を助ける胆汁は肝臓でつくられる。
・胆嚢は肝臓に癒着する袋状の臓器。胆汁を貯蔵し濃縮する。

b. 肝臓の区分

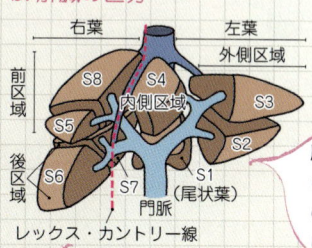

右葉　　　左葉
　　　　　外側区域
前区域
S8　S4　　　　S3
内側区域
S5
S2
後区域　S6
S1（尾状葉）
S7　　門脈
レックス・カントリー線

肝臓は門脈の分岐によってS1～S8の8つの区域に分けられる。

レックス・カントリー線で右葉（前区域と後区域）左葉（外側区域と内側区域）に分かれる。

左葉	外側区域	S2 + S3
	内側区域	S4
右葉	前区域	S5 + S8
	後区域	S6 + S7

17

9 膵臓

膵臓は、長さ15cmほどの臓器。膵頭部、膵体部、膵尾部に分かれるよ。

a. 膵臓の位置と解剖

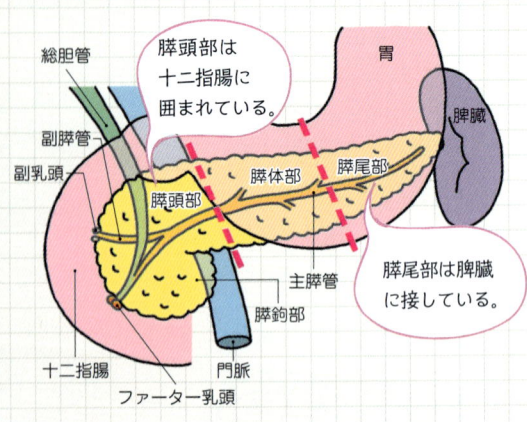

膵頭部は十二指腸に囲まれている。

膵尾部は脾臓に接している。

- 総胆管
- 副膵管
- 副乳頭
- 膵頭部
- 十二指腸
- ファーター乳頭
- 膵体部
- 膵尾部
- 胃
- 脾臓
- 主膵管
- 膵鉤部
- 門脈

b. 膵臓の機能と作用

機能・作用		産生物質
外分泌機能	消化酵素	アミラーゼ、トリプシン、リパーゼなど
内分泌機能	ホルモン	グルカゴン、インスリンなど

1 血液生化学検査

採血データの読み方

◆貧血

検査項目	基準値	備考
赤血球数 （RBC）	男性：430 ～ 550 × 10⁴ 個 /μL 女性：360 ～ 470 × 10⁴ 個 /μL	1μL 中の赤血球数
ヘモグロビン （Hb）	男性：13.0 ～ 17.0g/dL 女性：11.5 ～ 14.0g/dL	赤血球の色素量
ヘマトクリット （Ht）	男性：40.0 ～ 50.0% 女性：33.0 ～ 43.0%	血液中の赤血球が占める体積
平均赤血球容積 （MCV）	80 ～ 100fL	赤血球 1 個の大きさ
平均赤血球 ヘモグロビン量 （MCH）	29.0 ～ 37.0pg	赤血球 1 個に含まれるヘモグロビン濃度
網状赤血球 （RET）	0.5 ～ 2.0%	赤血球系造血能の指標

Hb 値が急激に低下した場合は出血を疑う。

◆炎症

検査項目	基準値	備考
C 反応性蛋白 （CRP）	0.30mg/dL 以下	急性炎症時に 6 ～ 8 時間で上昇
白血球数 （WBC）	4,000 ～ 9,000 個/μL	細菌感染や炎症、白血病などで上昇
好中球（Neut）	44 ～ 77%	感染症で上昇（左方移動）、ステロイド投与などで上昇
リンパ（Lym）	27 ～ 47%	急性感染症やリンパ性白血病で上昇
単球（Mo）	2 ～ 8%	慢性炎症、ウイルス感染、血球回復時に上昇
好酸球（Eo）	0 ～ 6%	アレルギー疾患で上昇
好塩基球（Baso）	0 ～ 2%	強い炎症時に上昇

WBC 値が著しく低下している場合（易感染状態）は、マスク着用や手洗いなど感染対策を行う。

◆出血傾向、凝固・線溶系

検査項目	基準値	備　考
血小板（Plt）	11.0 〜 43.0 × 10^4 個/μL	5 万以下：出血傾向 2 万以下：緊急受診
プロトロンビン時間（PT）	10 〜 12 秒	外因系凝固能を反映
活性化部分トロンボプラスチン時間（APTT）	23 〜 37 秒	内因系凝固能を反映
フィブリノゲン（Fbg）	160 〜 400mg/dL	炎症・感染などで上昇 DIC で低下
フィブリン／フィブリノゲン分解産物（FDP）	5μg/mL 以下	線溶系の評価
アンチトロンビンⅢ（At Ⅲ）	80 〜 130%	凝固阻止系

> 血小板数 20,000/μL 以下は出血リスクが非常に高い状態。

◆血糖値

検査項目	基準値	備　考
血糖（Glu）	70 〜 110mg/dL	食事によって大きく変動する
ヘモグロビンA1c（HbA1c）	4.3 〜 5.8%	過去 1 〜 2 カ月の血糖値を反映

低血糖症状
血糖値 70mg/dL 以下：空腹感・あくび
血糖値 50mg/dL 以下：無気力・倦怠感
血糖値 40mg/dL 以下：冷汗・動悸・顔面蒼白
血糖値 30mg/dL 以下：意識消失・異常行動
血糖値 20mg/dL 以下：けいれん・昏睡

◆肝・胆道系

検査項目	基準値	備考
AST	13～30U/L	肝細胞や心筋の障害で上昇 溶血により上昇
ALT	7～23U/L	肝疾患で上昇
乳酸脱水素酵素 （LD）	106～211U/L	ほぼすべての臓器に存在 溶血により上昇
アルカリホスファ ターゼ（ALP）	100～340U/L	肝・胆道系疾患で上昇
γ-GTP	8～39U/L	アルコール性肝障害や胆 汁流出異常で上昇
総ビリルビン （T-Bil）	0.2～1.0mg/dL	黄疸の評価
直接ビリルビン （D-Bil）	0～0.2mg/dL	肝・胆道疾患で高値
アンモニア （NH₃）	30～86μg/dL	肝性脳症の評価

◆腎機能

検査項目	基準値	備考
血中尿素窒素 （BUN）	6.0～21.0mg/dL	腎不全・脱水で高値
血清クレアチニン （Cr）	0.20～0.80mg/dL	腎不全・脱水で高値

◆電解質

検査項目	基準値	備考
血清ナトリウム （Na）	135～147mEq/L	体液量や浸透圧の維持
血清カリウム （K）	3.6～5.0mEq/L	筋肉の興奮・伝導・収縮 に関与
血清クロール （Cl）	98～108mEq/L	溶血により上昇 浸透圧の維持や酸塩基平 衡の調整

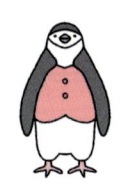

2 心電図

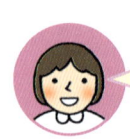

心電図でわかることは、おもに次の2つだよ。①心筋の異常：心筋の虚血（狭心症や心筋梗塞）、心筋の病気（心筋症、心筋炎など）、心筋の肥大。②不整脈：電気の発生の異常や心臓の中の電気の伝わり方の異常。

1. 12 誘導心電図の電極位置

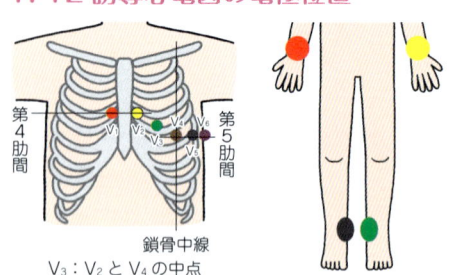

第4肋間

第5肋間

鎖骨中線

V_3：V_2とV_4の中点

2. 波形の名称

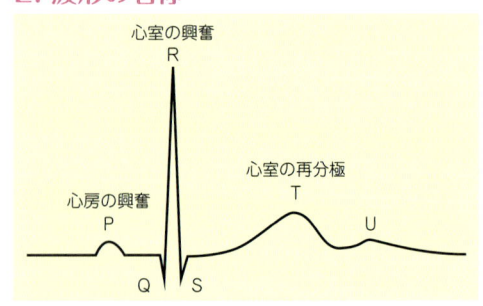

心室の興奮
R

心室の再分極
T

心房の興奮
P

U

Q　S

3. ST の上昇と低下

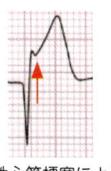

急性心筋梗塞による
ST上昇

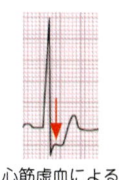

心筋虚血による
ST 低下

4. 危険な不整脈

洞停止

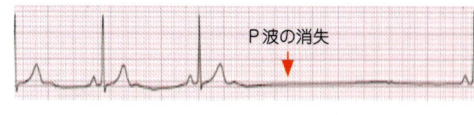

P 波の消失

Ⅲ度房室ブロック

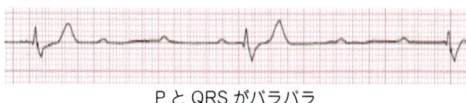

P と QRS がバラバラ

心室頻拍

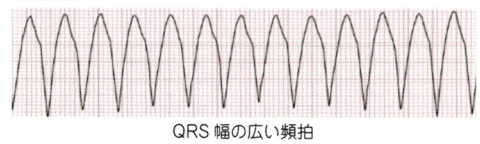

QRS 幅の広い頻拍

心室細動

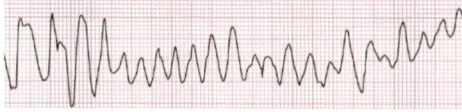

無秩序な QRS 波

3 感染症の検査

1. 感染経路別予防策

　特定の感染起因菌が検出されたり、または感染症が疑われる場合には、スタンダードプリコーションに感染経路別予防策を加えることで、より有効な感染予防ができる。

感染経路	感染媒体	おもな微生物
空気感染	直径5μm以下の粒子（空気媒介飛沫核）〔対策〕医療従事者はN95マスクを着用する。患者はサージカルマスクを着用する	・結核菌 ・麻疹ウイルス、水痘・帯状疱疹ウイルス
飛沫感染	直径5μm以上の粒子〔対策〕患者との距離を1m以上開ける。患者はサージカルマスクを着用する。医療従事者が1m以内で患者と接触する場合は、サージカルマスク、ゴーグルを着用する	・インフルエンザ菌、ジフテリア菌、髄膜炎菌、百日咳菌、ペスト菌、溶連菌など ・マイコプラズマ ・アデノウイルス、インフルエンザウイルス、風疹ウイルス、ムンプスウイルス
接触感染	間接・直接接触により伝播〔対策〕手洗い（消毒薬による手指消毒）とガウン、手袋を着用する。聴診器などノンクリティカル器具の共用を禁止し、消毒する	・多剤耐性菌（MRSA、VRE、PRSPなど） ・腸管出血性大腸菌、赤痢菌、ロタウイルス、クロストリディオイデス・ディフィシルなど ・RSウイルス、パラインフルエンザウイルス ・単純ヘルペス

4 各種画像検査

	CT	MRI	エコー
長所	・検査時間が短い ・空間分解能が高い ・磁性体などの制限がない	・いろいろな方向で断面画像を作成できる ・腫瘍描出能はCTより高い ・放射線被ばくがない	・リアルタイムに評価できる ・だれでも簡便に施行できる ・放射線被ばくがない ・患者の負担が少ない
短所	・放射線被ばくがある ・撮像断面に制限がある ・造影剤の使用量が多く、副作用も多い	・検査時間が長い ・動き（体動、腸蠕動など）に弱い ・金属類の持ち込み禁止（ペースメーカ使用不可） ・暗閉所、大きな音	・骨、空気（肺・腸）で画像障害 ・深部、脂肪の厚さで解像度に差が出る

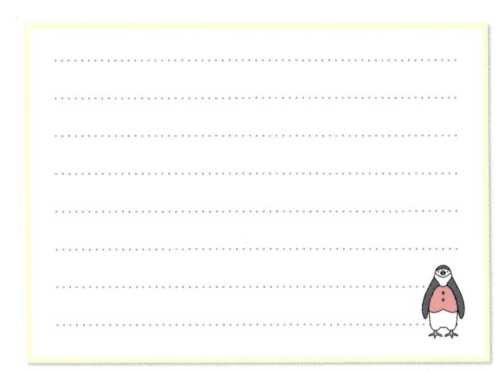

5 栄養評価

1. 栄養スクリーニングと必要エネルギー量

・消化器疾患が原因で栄養状態が悪化する患者は多い。
・まずは栄養スクリーニングを行う。その後、必要エネルギー量を確認し、食事や点滴内容が適切かを確認する。

a. 栄養スクリーニング

①身長 [＿＿＿] cm　体重 [＿＿＿] kg　BMI [＿＿＿]
②食事摂取状況　　□変化あり　□なし
③消化器症状　　　□なし　□あり（□下痢　□悪心
　　　　　　　　　　　　　　　□嘔吐　□食思不振）
④日常生活　　　　□自立　□歩行困難　□寝たきり
→ 1つでも該当すれば精査が必要。

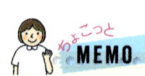

> **ちょこっと MEMO**
>
> ・BMI（Body Mass Index）＝体重（kg）÷身長（m）^{2}
> 　（※身長の単位は「m」なので注意！）
> ・低体重（やせ）：18.5 未満
> 　普通：18.5 ～ 25 未満　肥満：25 以上
> ・標準体重（kg）＝身長（m）^{2} × 22

b. 必要エネルギー量

　必要エネルギー量（kcal/ 日）は、基礎エネルギー消費量（BEE）をもとに算出する。

BEE × 活動係数 × ストレス係数

BEE

ハリス・ベネディクト（Harris-Benedict）の式
男性　BEE ＝ 66.47 ＋ 13.75W ＋ 5.0H − 6.76A
女性　BEE ＝ 655.1 ＋ 9.56W ＋ 1.85H − 4.68A
W：体重（kg）　H：身長（cm）　A：年齢

必要エネルギー量は、以下の簡易式で推測できる。
標準体重（kg）× 25 ～ 30kcal

活動因子と活動係数	
寝たきり：意識低下状態	1
寝たきり：覚醒状態	1.1
ベッド上安静	1.2
ベッド外活動	1.3〜1.4
労働作業	1.5〜1.7

ストレス因子とストレス係数	
術後（合併症なし）	1
小手術	1.2
中等度手術	1.2〜1.4
大手術	1.3〜1.5
長管骨骨折	1.1〜1.3
担がん状態	1.1〜1.3
腹膜炎／敗血症	1.2〜1.4
重症感染症	1.2〜1.4
多臓器不全	1.2〜1.4

2. 周術期の栄養管理

- ・術前の低栄養状態は、術後合併症や死亡率を増加させる。
- ・術前の栄養評価で低栄養を認めた場合には、2 週間程度の栄養管理を行うことが推奨される [1]。

低栄養とは

① 過去 6 カ月以内に 10%以上の体重減少
② BMI18 以下
③ 血清アルブミン値 3.0 g /dL 以下

栄養に関連する血液検査項目

項　目	基準値	栄養不良の程度		
		軽度	中等度	重度
アルブミン（Alb）半減期約 21 日	3.5〜5.5g/dL	3.1〜3.4	2.1〜3.0	<2.0
R T P レチノール結合蛋白（RBP）半減期約 0.5 日	2.2〜7.4mg/dL			
プレアルブミン（PA）半減期約 2 日	22〜40mg/dL	12〜21	6〜11	<5
トランスフェリン（Tf）半減期約 7 日	200〜400mg/dL	151〜199	101〜150	<100
総蛋白（TP）	6.5〜8.0g/dL			
総コレステロール（T-chol）	128〜220mg/dL	140〜179	100〜139	<100
総リンパ球数（TLC）：免疫能の指標	2,000〜3,500/μL	1,501〜1,999	800〜1,500	<800

1 術前中止薬

現在服用している薬の種類によっては、手術の前に服用を中止しなければならない場合があるよ。

1. 抗血栓薬

中止の理由：一度出血すると止血しにくい。術中の大量出血のリスクがある。

抗血栓薬を中止することで、血栓性疾患発症の可能性が増加するので注意する。

おもな薬剤と術前休薬期間のめやす

一般名（商品名）	術前休薬期間のめやす
アスピリン（バイアスピリン®、バファリン） チクロピジン塩酸塩（パナルジン®） クロピドグレル硫酸塩（プラビックス®） イコサペント酸エチル（エパデール）	7日間 （～10日間）
シロスタゾール（プレタール®）	2日間
サルポグレラート塩酸塩（アンプラーグ®） リマプロスト アルファデクス（オパルモン®） ベラプロストナトリウム（プロサイリン®） ジピリダモール（ペルサンチン®）	1日間
ワルファリンカリウム（ワーファリン）	3～5日間
ダビガトランエテキシラートメタンスルホン酸塩（プラザキサ®）	1～2日間
ヘパリンナトリウム　※経口薬はない （ヘパリン、ヘパリンナトリウム）	4～6時間

（文献1より改変）

2. 経口避妊薬、月経困難症治療薬、骨粗鬆症治療薬

中止の理由：女性ホルモンが含まれているため、吸収された肝内エストロゲンが凝固系を活性化し、血液が凝固しやすくなるので静脈血栓塞栓症のリスクが高くなる。

とくに術後の安静期間が長い場合は、確認する。

おもな薬剤と休薬期間のめやす

	一般名（商品名）	休薬期間のめやす
経口避妊薬	レボノルゲストレル・エチニルエストラジオール（アンジュ®）	術前4週間、術後2週間
月経困難症治療薬	ノルエチステロン・エチニルエストラジオール（ルナベル®）、ドロスピレノン・エチニルエストラジオール（ヤーズ®）	術前4週間、術後2週間
骨粗鬆症治療薬	ラロキシフェン塩酸塩（エビスタ®）、バゼドキシフェン酢酸塩（ビビアント®）	手術3日前から完全に歩行可能になるまで

3. サプリメントや健康食品・市販薬

中止の理由：出血のリスクを高めるものや、麻酔薬に影響を及ぼすものがあるため、術前は原則休止または院内の取り決めに従う。

POINT ★

術前の休薬には、それぞれ理由がある。また、休薬期間は薬の種類によって異なる。薬の作用・副作用を理解したうえで、手術が安全に受けられるように確認しよう！

2 術前の看護

1. 術前オリエンテーション

> 手術への不安や恐怖を緩和して、患者自身が主体的に手術に取り組むために行うよ。できれば家族にも参加してもらうといいね。

□術前の最終食事時間
□術前の最終飲水時間
□術後の身体状況（ドレーンの部位、点滴など体内留置物、離床までの流れや注意事項など）

2. 術後合併症予防のための準備

□呼吸訓練（深呼吸や呼吸訓練器具を用いた訓練）
・呼吸訓練器具は、術前の呼吸機能検査で拘束性、閉塞性、混合性障害のある患者や、高齢者、胸部、上腹部手術などの患者が適応である。
□咳嗽訓練
□栄養管理
・消化管通過障害の有無や絶食期間を把握し、体重、BMI、血清総蛋白値、アルブミン値をもとに栄養状態を評価する。低栄養の場合は医師、栄養サポートチーム（NST）へ相談する。

3. 術前処置

手術を円滑に行って、手術による合併症を防ぐために必要だよ。個々の術式に応じた内容は各項を参照してね。

□口腔ケア
　目的：気管内挿管に起因する肺合併症の予防。
□シャワー浴（できない場合は清拭）、洗髪
□臍処置
　目的：手術部位感染（SSI）の予防。とくに腹腔鏡手術では重要。
□消化管前処置（指示された下剤の内服、浣腸など）
　目的：術中・術後の便汚染予防、感染・縫合不全の予防。

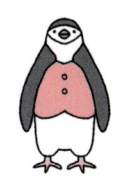

3 全身麻酔

全身麻酔とは、麻酔薬が中枢神経に作用して麻酔作用をもたらす麻酔法で、意識消失をともなう。

1. 全身麻酔の種類

a. 吸入麻酔

ガス（笑気）や液体（イソフルランやセボフルランなど）を気化させたものを患者の吸気に混入して肺から吸収させ、血液循環によって中枢神経に作用させる。

b. 静脈麻酔

経静脈的に麻酔薬を投与する。

c. 直腸麻酔

経直腸的にバルビタールやベンゾジアゼピン系の薬剤を投与する。

2. 帰室直後の観察

術直後は急激な変化をきたしやすいから、細やかなモニタリングを行う必要があるよ。

a. 術後の意識レベルのみかた

- E（eye：開眼）：よびかけなどの刺激に対する開眼の有無
- V（verbal：言語）：簡単な言葉で返答ができるか
- M（motor：運動）：離握手など簡易な指示に従えるか

b. 覚醒の度合い

- 全覚醒：すぐ反応する
- 半覚醒：やっと反応する
- 未覚醒：反応しない

3. 呼吸・循環管理

a. 気道の確保
- □舌根沈下はないか
- □胸郭の動きはどうか
- □副雑音はないか

b. 酸素吸入
- □指示された量の酸素が投与されているか
- □マスクが外れていないか
- □ SpO_2 はいくらか

c. 脈拍・血圧管理
- □ドレーンからの出血量、性状、尿量はどうか
- □急激なバイタルサインの変化はないか
- □顔色や末梢の冷感、チアノーゼなど出血性ショックの徴候はないか
- □脈拍数の増加や減少はないか
- □心電図モニターの波形異常はないか
  術後の管理については、p.22 参照。

MEMO めをこっと

・ポンプ (postoperative nausea and vomiting：PONV) は、術後の悪心・嘔吐のことをいう。その頻度は 25 ～ 30％で、日本は欧米よりも頻度は低い傾向にある。
・PONV の発生機序は不明だが、PONV を起こしやすい患者は明らかになっている。4 大リスク因子として、①女性、②乗り物酔い、PONV の既往、③非喫煙者、④術後のオピオイド使用があり、4 大リスク因子の数によって PONV 発生の予測頻度が高くなると報告されている（Apfel ら）[2]。

4 局所麻酔

局所麻酔薬を末梢神経にきかせることによって無痛を得る麻酔法で、意識消失はない。

1. 局所麻酔の種類と特徴

局所麻酔の種類	特　徴
表面麻酔	創面や粘膜表面の麻酔で、麻酔薬を直接塗布または噴霧する 麻酔薬が皮膚へ浸潤して神経終末に作用する
浸潤麻酔	皮内、皮下に麻酔薬を注射し、麻酔薬が浸潤する範囲の神経を遮断して痛みを感じないようにする
神経ブロック伝達麻酔	末梢神経の中枢側に麻酔薬を注入し、疼痛刺激の神経伝達を遮断する方法
硬膜外麻酔	麻酔薬を硬膜外腔に注入する方法で、注入部位を変えることで目的の部分の痛みを除去できる 注入するカテーテルを硬膜外腔に留置することで、術中・術後の疼痛管理に使用できる
脊椎麻酔（脊髄クモ膜下麻酔、腰椎麻酔）	麻酔薬をクモ膜下腔に注入して脊髄神経をブロックする。下半身の痛覚・運動・交感の各神経を一時的に遮断する 単独で臍から下の手術の麻酔として使用できる
静脈麻酔	上肢の静脈に低濃度の麻酔薬を注入して、痛みを1～2時間除去する

2. 帰室後の観察

局所麻酔の場合も、帰室後の観察、呼吸・循環管理は、基本的に全身麻酔と同じだよ。ただし、硬膜外麻酔と脊椎麻酔については、次の項目に注意が必要だよ。

□下肢は運動できるか、知覚は正常か（確認し、麻酔の覚醒状況を判断する）

□頭痛はないか

□悪心・嘔吐はないか

□尿閉をきたしていないか

□術後の安静を要する時間はどのくらいか

3. 局所麻酔の合併症

合併症には、一過性の症状、麻酔薬中毒症状、ショック症状がある。

局所麻酔の種類	おもな合併症	おもな原因と対処法
硬膜外麻酔	硬膜外血腫 硬膜外膿瘍	穿刺時の血管損傷や硬膜穿刺が原因 下肢のしびれや運動異常が新たに出現した場合や、穿刺部の異常がみられた場合は医師へ報告
脊椎麻酔	頭痛	脊髄腔からの髄液の漏出による脳圧の低下や、脳支持組織の牽引が原因 術後1〜2日で発症し、座位、立位で増悪する。安静にし、輸液・鎮痛薬投与を行う
	尿閉	一過性の無菌性髄膜炎と考えられている 通常は2〜3日で軽快。排尿がみられないときは適宜導尿を行う
	脳神経障害	脳脊髄圧の変化による神経の牽引や圧迫が原因 ・複視（外転神経麻痺） ・突発性難聴（聴神経麻痺）

5 術後の看護

　術後の回復過程における生体反応は、Mooreにおける4相の回復過程の理論がわかりやすく実用的である。術後の回復期を順調に経過させることが、術後管理・看護のポイントになる。

手術侵襲とは
　手術にともなう組織の損傷、出血、疼痛、不安などといった刺激。
生体反応とは
　手術侵襲を受けたあと、生体の恒常性（ホメオスタシス）を維持しようとする生理的な防御反応。

1. Mooreにおける4相の回復過程

		臨床所見	内分泌・免疫・代謝
第1相	傷害期（術直後から術後2〜4日）	頻脈傾向、翌日に正常化 体温上昇（約1℃）周囲の刺激からの忌避、無関心	水分・ナトリウムの貯留と尿量の減少、尿中カリウムの排泄増加、筋蛋白の異化亢進、窒素の尿中喪失の増加、体脂肪の分解、体重減少 循環系は不安定
第2相	転換期（第1相から続く2〜3日）	脈拍・体温正常 周囲への関心が戻る 創痛が消失し、体動が容易になる 食欲、腸分泌運動が回復	内分泌系の変動は正常化に向かう 循環系も安定
第3相	筋力回復期（第2相から続く数週間）	体力もともない、運動が可能 意欲や食欲の亢進	内分泌系・代謝系の変動は消失
第4相	脂肪増加期（数カ月〜数年）	体重の増加 社会復帰が可能	脂肪合成が進む

（文献3より改変）

a. 第1相：傷害期

・後出血、低酸素症、ショック、感染因子などの外科的侵襲にともなう異常は、その後の回復や予後に重大な影響を与えるので、その徴候を観察し、異常の早期発見に努める。

b. 第2相：転換期

・術後の順調な経過を伝えて安心を与え、離床を支援する。

c. 第3相：筋力回復期

・体力回復の個人差を考え、運動量増加に対する全身状態の変化や疲労度を観察し、患者の自信につながるように配慮する。また、必要な退院指導を行う。

d. 第4相：脂肪増加期

・社会生活にスムーズに適応できるよう援助する。

2. 循環管理

・手術によって生体が侵襲を受けると、生体炎症反応によって血管壁の透過性が亢進し、ふだんは血管内にとどまっている体液が組織外へ漏出し、血管内脱水と浮腫を引き起こす。
・術後2～3日で内分泌環境は安定し、水分が血管内に戻るため、尿量が増加する（利尿期）。
・利尿期までの輸液調整はむずかしく、腎不全や心不全を防ぐために慎重な術後管理が必要である。

a. バイタルサイン

□血圧低下がないか
□頻脈はないか
□尿量はいくらか

> 血圧低下、頻脈、尿量低下は循環血漿量が減少しているサイン。

※どのくらいの尿量が必要か？

　術後尿量は循環動態を示す重要な因子である。一般的に1時間あたりの尿量が 0.5mL/kg（体重）以下の状態（乏尿）が3時間以上持続する場合は、原因精

査と治療が必要になる。

※尿が出なかったら

　尿道カテーテルの屈曲や閉塞によりドレナージができていない可能性があるため、カテーテルの確認や下腹部が張っていないか確認する。

□呼吸回数は多くなっていないか

□経皮的動脈血酸素飽和度（SpO_2）はいくらか

※呼吸状態の評価として、呼吸苦の訴えや呼吸数、呼吸音、呼吸補助筋を使用しているかどうかなどを必ず確認するようにする。

□術後はじめてベッドから立ち上がったときに突然発症した呼吸困難、胸背部痛、SpO_2 の低下がないか

※肺血栓塞栓症を疑う。

※肺血栓塞栓症は予防が重要であり、弾性ストッキングや間欠的空気圧迫装置の装着を離床できるまで続ける。

□いつまでも発熱が続いていないか

・術後数日間（2〜3日）は、手術侵襲に対する生体反応により発熱を認めることがほとんどだが、それ以降に発熱を認めた場合は注意が必要である。

※術後の縫合不全や腹腔内膿瘍、胸水、肺炎のほか、中心静脈栄養カテーテル留置によるカテーテル感染や創感染も原因となる。

POINT ★

・術直後は体液が組織外へ漏出し、血管内脱水と浮腫を引き起こすが、術後 2〜3 日で内分泌環境は安定し、水分は血管内に戻るため、尿量が増加する（利尿期）。

・術後のバイタルサインは、「血圧が低い」「脈がとても速い」「尿量が少ない」「呼吸回数が多い」「SpO_2 が低い」「体温が高い」に注意する。

b. 脱水

◆脱水の症状と観察

[術前の脱水の症状]

- □術直前に食事や水分摂取ができていたか
- □嘔吐や下痢がないか

[身体所見]

- □口渇感や倦怠感がないか
- □発汗量の減少（熱があるのに発汗が少ない）はないか
- □口腔内や腋窩の湿潤度が保たれているか
- ・脱水が生じると体内の循環血液量を維持しようとするため、脈拍数と脈圧（最高血圧と最低血圧の差）が上昇し、さらに進行すると血圧低下をきたす。
- ・尿も同様で、脱水があると尿中の水分を再吸収して循環血液量を増やそうとするので、尿量が減少し、尿比重が増加する。尿比重の値は 1.030 以上になると注意が必要である。
- □水分バランスはどうか（術前からの in take〔輸液・輸血量〕から out put〔出血量・尿量〕を引いて水分バランスを計算する）

3. 血糖管理

- ・全身麻酔や手術侵襲によるストレスから、副腎皮質刺激ホルモン、コルチゾール、グルカゴン、カテコラミンなどのインスリン拮抗ホルモンが過剰となり、血糖値は上昇する。
- ・術後の高カロリー輸液などで、容易に高血糖に陥る可能性がある。高血糖が持続すると免疫学的防御機能が低下し、感染のリスクが上昇する。
- ・高血糖による好中球の遊走能や貪食能の低下は、手術により発生する創部の感染リスクや創傷治癒遅延のきっかけとなる。

a. 血糖管理の目標

- ・現在、米国糖尿病学会（ADA）の術後の推奨目標血糖は 144 〜 180mg/dL である。

・入院中の血糖管理においては血糖値 180mg/dL を超えないようにインスリン治療を開始し、開始後は 140 〜 180mg/dL を保つことが推奨されている。
・とくに重症患者において、現在はむしろ低血糖リスクを軽減させることが重要とされている。

b. 血糖管理の方法

周術期は強化インスリン療法による血糖管理が必要になる。

> 強化インスリン療法とは厳格な血糖コントロールを目的として行われるインスリン治療法で、インスリンを 3 〜 4 回 / 日皮下注射する方法や、インスリン持続注入療法などが用いられる。

◆術前の血糖管理

予定手術では、約 1 〜 2 週間前に入院して血糖コントロールを行うことが望ましい。

□経口血糖降下薬の中止
　多くは術当日から通常の経口摂取ができるようになるまでは中止する

□インスリン注射の開始
　血糖値を確認しながら、皮下注射、持続注入療法が開始される

◆術後の血糖管理

□食事摂取量が通常量に戻るまでは経口血糖降下薬を中止し、強化インスリン療法を継続する。

□食事摂取量が安定し、血糖値が安定するまでは、血糖測定を継続する。

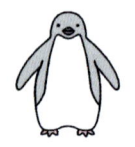

6 疼痛管理

1. 痛みの原因と特徴

a. 体性痛
・原因：切開などによる皮膚・筋肉などへの機械的刺激など
・損傷部位に限局する痛みで、体動時に増強する

b. 内臓痛
・原因：手術操作にともなう内臓器官が受けた機械的刺激に対する炎症などの生体反応や管腔臓器の内圧上昇など
・痛みの部位が不明瞭で、重苦しい鈍い痛みが特徴

2. 痛みの評価方法

疼痛は主観的な感覚で個人差があるから、できるだけ客観的に評価するために、いくつかのスケールを使うよ。

a. VAS（visual analogue scale）
　長さ 10cm の黒い線を患者に見せて、現在の痛みがどの程度かを示してもらう視覚的なスケール。

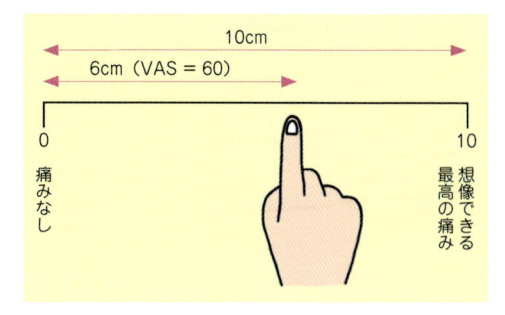

b. NRS（numerical rating scale）

0 が痛みなし、10 が想像できる最大の痛みの 11 段階に分けて、現在の痛みがどの程度かを示してもらう段階的スケール。

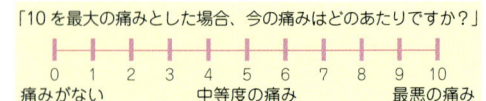

「10 を最大の痛みとした場合、今の痛みはどのあたりですか？」

| 0 | 1 | 2 | 3 | 4 | 5 | 6 | 7 | 8 | 9 | 10 |

痛みがない　　　　　中等度の痛み　　　　　最悪の痛み

c. FRS（face rating scale）

表情によって痛みの強さを判定する方法。おもに、高齢者や小児など VAS や NRS で答えることが困難な場合に使用する。

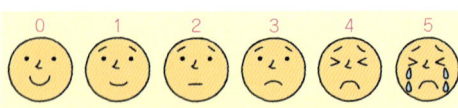

0 ＝まったく痛みがない
1 ＝ちょっとだけ痛い
2 ＝それよりもう少し痛い
3 ＝もっと痛い
4 ＝かなり痛い
5 ＝必ず泣くほどではないが、想像できるもっとも強い痛み

3. 痛みへの看護

消化器外科手術後の疼痛管理方法は、硬膜外鎮痛法が基本となる。硬膜外鎮痛法が行えない患者には、オピオイド、NSAIDs を用いた静脈鎮痛法を行う。

a. 鎮痛の方法

・持続静脈投与：効果発現は早くみられるが、体動時の鎮痛効果は劣る。
・持続硬膜外投与：体動時の鎮痛効果が高く、合併症が比較的少ない。

部位や併存疾患によって対象が限定され、穿刺の高度な技術が必要。

b. 持続鎮痛中の観察

- ☐ 投与流量と投与方法、使用薬剤の内容
- ☐ PCA 使用中は使用頻度
- ☐ 痛みの程度
- ☐ 刺入部に腫脹や発赤はないか、液漏れはしていないか
- ☐ 持続硬膜外投与時は下肢のしびれや運動障害が起こっていないか
- ☐ 副作用や合併症の出現はないか

> ☐ バイタルサイン（血圧低下、呼吸抑制はないか）
> ☐ 悪心・嘔吐
> ☐ 掻痒感

c. 疼痛時の観察

- ☐ 疼痛の有無、部位、程度、持続時間
- ☐ 疼痛の訴えと同時に表情や言動はどうか
- ☐ 疼痛部位の発赤、腫脹、熱感、浸出液、創部の離開などがないか

> 痛みの評価スケールを用いる。

- ☐ 創部の固定テープ、ルート、ドレーン、尿道カテーテルなど体に装着しているものがきつすぎたり、皮膚のトラブルを起こしていないか
- ☐ バイタルサインの変化や疼痛以外の症状はないか
- ☐ 現在使用している持続鎮痛薬は、正確に投与されているか、最終の鎮痛薬投与時間・内容はどうか

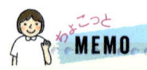

MEMO

〈PCA（patient controlled analgesia）とは〉
オピオイドや局所麻酔薬などを一定量投与する患者
自己管理鎮痛法。

PCA ポンプ

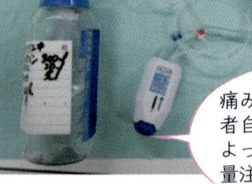

流量を調整
できる。

痛みがあるときに患
者自身が押すことに
よって、薬液が一定
量注入される。

POINT ★

・術後の疼痛は患者にとってもっとも大きなストレ
　スであり、早期離床を妨げるもっとも大きな要因
　である。
・素早く、的確に痛みの程度を評価し、鎮痛が得ら
　れるよう援助しよう。

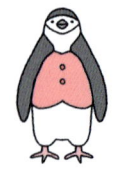

7 術後イレウス

術後イレウスは、術後の生理的な範囲を超えて腸管運動障害が持続することで、排便や排ガスがなく、腹部膨満や悪心・嘔吐が続く状態のことをいう。

1. 術後イレウスの原因

a. 術前因子
・長期間の絶食状態　　・腹部手術の既往がある
・放射線治療後　　・術前に腹膜炎などの炎症があった

b. 手術因子
・開腹手術　　・術中の大量の輸液による腸管浮腫

c. 術後因子
・術後離床の遅れ　　・麻薬の長期間投与
・術後合併症で縫合不全の発症

2. 術後イレウスを疑う症状

□腹痛、腹部膨満、排ガス・排便の停止、悪心・嘔吐が術後 2 ～ 3 日を超えて認められる

□腸蠕動音が亢進している⇒癒着性イレウスを疑う

□腸蠕動音が減弱している⇒麻痺性イレウスを疑う

□腹部単純 X 線でニボー像や小腸・大腸の腸管拡張を認める

> 腹部の手術後、消化管機能は約 48 ～ 72 時間で回復する。

腹部単純 X 線写真

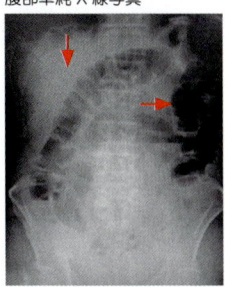

小腸の拡張像がみられる。

3. イレウス発生時の看護

> イレウスを疑う症状を確認した場合は、報告や確認が必要だよ。

・経口摂取を停止して、すみやかに医師へ報告する。
・治療方針（絶飲食、経鼻胃管もしくはイレウス管の挿入）を確認し、準備する。

a. 胃管・イレウス管留置中の看護

◆排液量と性状の確認

　排液量が多い場合（およそ 800 〜 1,000mL 以上）は、脱水や電解質異常に陥る可能性があり、医師へ報告する。

◆固定部の確認

　鼻翼の潰瘍形成予防のため、圧迫しない固定となっているか確認する。

◆バイタルサインや意識状態の変化、腹痛の増悪や尿量の減少がみられる場合は、医師へ報告する。

POINT ★

・術後は疼痛管理を行い、早期離床をすすめることが術後イレウスの予防になる。
・術後の観察を行い、イレウスの症状出現時はすみやかに医師へ報告する。

8 ドレーン管理

- ドレーンからの排液は、患者の体内状態を把握できる重要な情報源である。
- ドレナージは、臓器内に直接ドレーンを留置して行われるドレナージと、臓器周囲のスペースに対して行われるドレナージに大きく分けられる。

1. ドレーンの目的による分類

a. 情報ドレーン

　術後出血、消化液（胆汁や膵液など）の漏れなどを早期に発見するため、吻合部の近くに留置する。

b. 予防的ドレーン

　手術後に出血や浸出液など貯留が予想される場合に、感染や膿瘍形成を予防する目的で留置する。

c. 治療的ドレーン

　膿瘍や浸出液を体外へ排出させ、または洗浄する目的で留置する。

2. 消化器手術後のドレーン留置部位

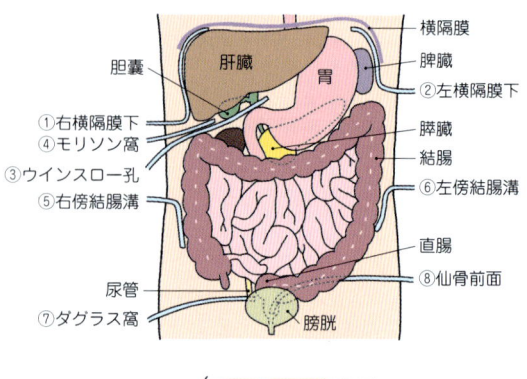

横隔膜
脾臓
②左横隔膜下
膵臓
結腸
⑥左傍結腸溝
直腸
⑧仙骨前面
膀胱

胆嚢
肝臓
胃
①右横隔膜下
④モリソン窩
③ウインスロー孔
⑤右傍結腸溝
尿管
⑦ダグラス窩

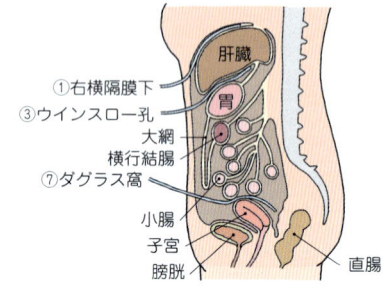

肝臓
①右横隔膜下
③ウインスロー孔
大網
横行結腸
⑦ダグラス窩
小腸
子宮
膀胱
胃
直腸

①右横隔膜下（仰臥位時、右上腹部でもっとも深い位置）
②左横隔膜下（仰臥位時、左上腹部でもっとも深い位置）
③ウインスロー孔（大網と小網によって形成される腹部の空間）
④モリソン窩（右上腹部でもっとも低い部位）
⑤右傍結腸溝（右側臥位になったときに腹腔内でもっとも低い位置）
⑥左傍結腸溝（左側臥位になったときに腹腔内でもっとも低い位置）
⑦ダグラス窩（立位および背臥位で腹膜腔のもっとも低い位置）

3. ドレーン留置中の観察とケア

a. 観察

- □ ドレーンの目的と挿入部位
- □ 性状（色・混濁の有無・膿性・におい）
- □ 量（閉鎖式の場合は目盛で測定し、開放式の場合はガーゼの重さで測定する）

> 術直後は血性〜淡血性だが、血性で100mL/h以上の場合は、後出血の疑いがあり、医師へ報告する。

- □ ドレーンの挿入部位
  - ・発赤、腫脹、疼痛、熱感、出血はないか
  - ・挿入部からの浸出液の有無
  - ・挿入部位の固定は確実か
- □ ドレーンのライン
  - ・たるみ、ゆるみ、屈曲がないか
  - ・ドレーンの固定がゆるんだり、ずれたりしていないか
  - ・接続部のゆるみや外れがないか

> ドレーンが引っ張られていたり、屈曲したり、体の下敷きになって閉塞することがないよう、余裕をもって適切な長さにする。

b. ドレーンの管理

- □ ドレーンの固定を確実に行う
  - ・ドレーン挿入部と皮膚は糸で固定されているか
  - ・ドレーンの遠位側は絆創膏で固定されているか
  開放式ドレーンは挿入部に安全ピンを通し、体内に入り込まないようにする。
- □ ドレーンの屈曲による閉塞を防ぐ
- □ ドレーンの内腔のつまりや停滞を防ぐ

> 手やミルキングローラーでしごく。

- □ 排液バッグはドレーン刺入部より低い位置にする

> 臥床時だけでなく、離床後も低い位置に排液バッグを置くよう指導する。

□歩行や体位変換しやすい長さに調節し、患者がベッドに乗り降りしている側にまとめる

□開放式ドレナージを行っている場合、ガーゼが排液で汚染されたら、そのつど交換する

□排液を廃棄するときは、排液口が不潔な容器や手指に触れないようにする

□排液口は床に擦れない位置にする

□ドレーン刺入部の疼痛、出血、熱感などの異常がある場合は知らせるよう指導する

□ドレーン刺入部の皮膚を清潔にする（シャワー浴は医師の指示に従う）

□せん妄状態や認知力が低下している場合は、ドレーン固定を強固にしたり、ルート類が患者の視界に入らない位置や、手の届かない場所に配置する

c. ドレーン抜去後

□止血を確認し、瘻孔からの排液がある場合は性状と量を観察する

□瘻孔の閉鎖状況を確認する

4. 排液の性状でわかる合併症

術直後の排液は血性や淡血性で、徐々に血性度が薄まって量も減少するよ。

排液の色	考えられる原因や合併症
血性	血性の排液が持続し、血性度が強まった場合は後出血を疑う
茶褐色（ワインレッド色）	膵液瘻の排液は、膵液が混ざることにより特徴的なワインレッド色（赤ワインの色）となる
乳白色	乳白色になったり白濁した場合は、リンパ管損傷による乳び漏を疑う
茶色、茶褐色、黄土色	食物残渣が混入したり、便臭のする排液に変化した場合は、縫合不全を疑う
その他	胆汁漏：肝胆膵領域の術後に胆汁漏が発生すると、茶褐色に変化する 膵管ドレナージ：膵液は透明で混濁や浮遊物がないのが正常。感染が起こると排液が混濁して色調も黄色などに変化し、胆汁が混入すると茶色〜黒色に変化する 胆道ドレナージ：胆汁は黄褐色透明で浮遊物がないのが正常。感染が起こると緑色や膿性に変化する

※膵液瘻：「血清アミラーゼ値の3倍以上の排液アミラーゼ値が3日以上持続する状態」と定義。

代表的なドレーン排液

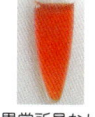
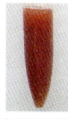
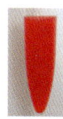
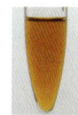

| 異常所見なし（淡血性） | 腹腔内膿瘍（膿性、混濁） | 膵液瘻（ワインレッド色） | 胆汁漏（茶褐色・黄金色） |

P O I N T ★

ドレーンの留置位置と正常な排液を理解したうえで、排液の色調・性状・量を観察し、異常を早期に発見して報告することが重要！

1 食道の画像検査のポイント

食道がんの治療方針は、壁深達度、リンパ節転移、遠隔転移により決定される[1]。

1. 内視鏡

・口または鼻から内視鏡を挿入し、観察する。通常の内視鏡と特殊な超音波内視鏡などがある。
・食道病変は離れて複数個存在することがあることに注意が必要である。

通常の内視鏡画像での食道腫瘍

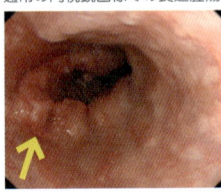
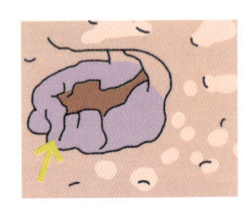

ルゴール染色画像

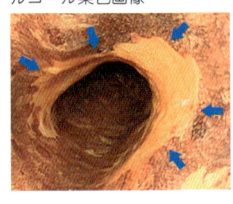
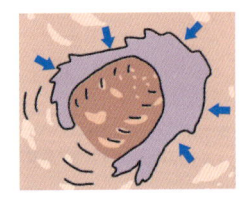

がんや異形上皮はルゴール溶液を散布することで、変色しない不染帯を形成するため、がんの拾い上げや病変の広がりを確認できる。

2. 食道透視

・病巣を含め、食道全体
をみることができる。
・術前や放射線・化学療
法の効果判定に用い
る。ステント挿入の際
には不可欠である。

腫瘍による陰影欠損

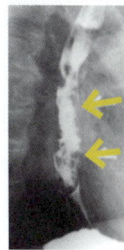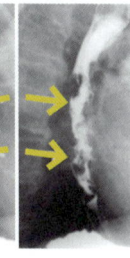

3. CT

・食道がんの診断がついた場合には必須の検査で、腎機
能低下がなければ、基本は造影 CT を行う。
・頚部・胸部・腹部全体をみる必要がある。肝や肺への
遠隔転移の有無、がんの深達度診断、気管や大動脈な
どの他臓器への浸潤の有無、リンパ節転移の有無の確
認が必要である。

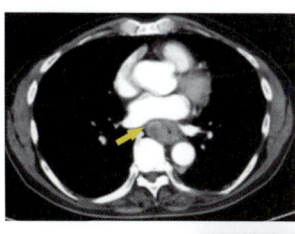

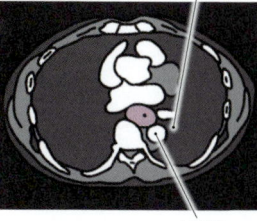

左主気管支

大動脈

原発巣が左主気管支
と大動脈に近接して
いる。

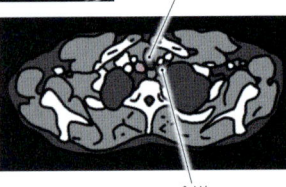

気管

食道

右反回神経周囲リ
ンパ節転移が疑わ
れる。

4. MRI

　造影 CT が行えない場合などに行い、他臓器浸潤やリンパ節転移の有無を確認する。

5. PET（ポジトロン断層法）

　全身の転移検索に有用である。食道がんでは広範囲にリンパ節転移が認められることがあり、管腔外病巣の検出に威力を発揮する[2]。

原発巣

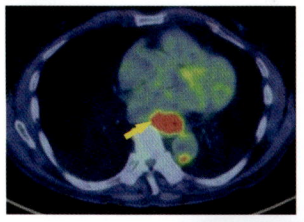

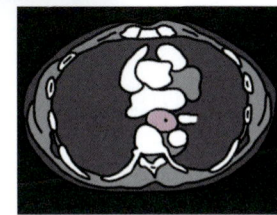

リンパ節転移

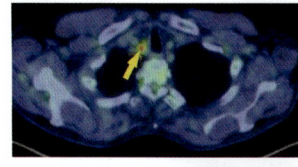

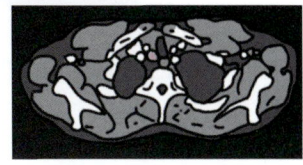

3

疾患・治療

Ⓑ-1 食道の画像検査のポイント

2 食道の内視鏡的治療と看護

食道の内視鏡的治療には2つの方法があるよ。どちらも、食道がんでの適応は、リンパ節転移の可能性がほとんどない粘膜層にとどまるものだよ。

1. 内視鏡的粘膜切除術
(endoscopic mucosal resection：EMR)

　従来の病変粘膜を把持、もしくは吸引し、スネアにより切除を行う[1]。

a. EMRの手技

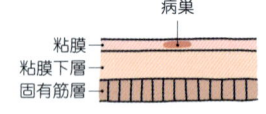

病巣
粘膜
粘膜下層
固有筋層

①生理食塩水を注入する　②スネアを反転してかける

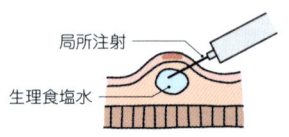

局所注射
生理食塩水
スネア

③通電する　④切除組織を回収する

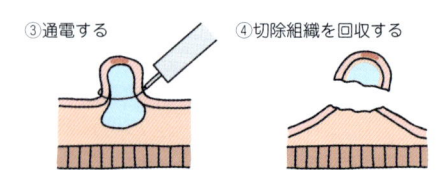

2. 内視鏡的粘膜下層剥離術
(endoscopic submucosal dissection：ESD)

　IT ナイフ、Hook ナイフなどによる広範囲の病変の一括切除が可能である[1]。

a. ESD の手技

①マーキング
内視鏡を胃の中に入れ、病変の周辺に切り取る範囲の目印をつける。

②局注
粘膜下層に薬剤を注入して浮かせた状態にする。

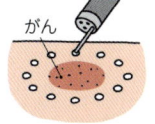
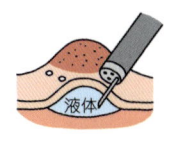

③切開
マーキングを切り囲むようにナイフで病変部の周囲の粘膜を切る。

④粘膜下層の剥離
専用ナイフで病変をすこしずつ慎重に剥ぎ取る。

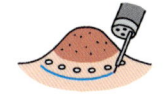
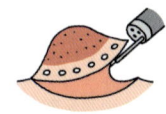

⑤切除完了
ナイフを使って最後まで剥離する、または最後にスネアで切り取る。

⑥止血
切り取ったあとの胃の表面に止血処置を施し、切り取った病変部は病理検査に出すため回収する。

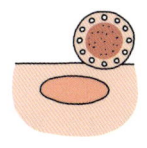
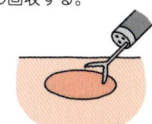

⑦病理検査
切り取った病変は顕微鏡による組織検査をし、根治しているかどうかの判断をする。

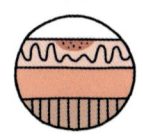

- 各種壁深達度診断には限界があり、さらに広範囲な病変では壁深達度の正確な診断は困難である。そのため、一括切除組織標本による診断が必要となる。
- 内視鏡的粘膜切除術では、切除にともなう出血、食道穿孔、切除後の瘢痕性の狭窄など偶発症が報告されており、その予防、対策、治療について理解が必要である[1]。

3. 食道の内視鏡的治療を受ける患者の看護

合併症の早期発見のために、以下の観察や看護が必要だよ。

a. 治療前日までに確認すること

☐医師から内視鏡的治療の説明を受けているか
☐検査の同意書はあるか
☐抗凝固薬を飲んでいないか

出血予防のため、検査前は抗凝固薬を休薬する。

☐血圧降下薬を飲んでいないか

検査前後は絶食のため休薬する。低血糖症状に注意。

b. 看護

◆治療までに実施すること
☐末梢ルートの確保（鎮静時に使用。また、急変時に使用できるように）

◆治療後に確認すること
☐飲水、食事再開の日時、食事の形態

出血予防のため、やわらかい食事が好ましい。

☐安静度（鎮静後は、安静

の指示がある場合もある）

□輸液はいつまで投与するか

□清拭、シャワー、入浴はいつから可能か

□休薬していた薬はいつから
　再開か

> 自己判断で内服を再開する患者もいるので、注意。

◆観察内容

□合併症（穿孔・後出血）を
　起こしていないか

・疼痛（鎮痛薬を使用しても症状がおさまらない場合は主治医に報告）

・出血、観便

> 穿孔は2〜3日後に起こることがあるので、黒っぽい便が出ていないか観察する。

・経口摂取開始後、疼痛が出現したら看護師に報告してもらうよう説明する

POINT ★

患者が安心して安全・確実に検査が受けられるよう、説明することが大切。観察の目的は、すべて異常の早期発見のためである。合併症の1つひとつの症状を理解して、意図的に観察しよう！

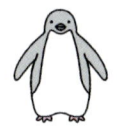

3 食道の外科手術と看護

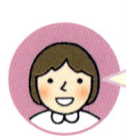

食道がんは高齢者に多くみられ、また進行がんが多いんだよ。食道がんの手術では、頚部・胸部・腹部の3領域のリンパ節郭清や食道切除再建が行われるけど、これは消化器がん手術のなかでもっとも手術侵襲が大きいものの1つなんだ。

　発生部位、占拠範囲、深達度、転移の有無、患者の全身状態などによって、さまざまな術式があるが、もっとも一般的な胸部食道がんについて解説する。

1. 外科手術

a. 術前

・各種画像診断で原疾患の進行度を評価するとともに、全身状態も評価する。
・心機能では心電図と心エコー、肺機能検査では % VC と FEV1.0% の値を検討する。
・肝、腎機能評価も重要である。
・術前1カ月の禁煙、呼吸理学療法、口腔ケアは必須。
・低栄養や貧血、脱水の補正を行う。
・糖尿病があれば血糖コントロールを行う[1]。

b. 手術：胸部食道がんの場合

・頚部・胸部・腹部の広範囲にリンパ節転移がみられることが多い。
・縦隔のリンパ節は十分に郭清する必要がある。そのため、右開胸を行い、リンパ節郭清とともに胸腹部食道は全摘する。
・頚部・胸部・腹部の3領域のリンパ節を含めて切除することが一般的である。

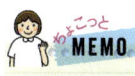

- 最近では、低侵襲性や拡大視効果に優れた胸腔鏡下食道切除術が多くの施設で行われ、術後疼痛の軽減や肺活量の回復が早いなどの利点が報告されている [3, 4]。
- 従来は左側臥位での胸部操作が主流だったが、最近では腹臥位での完全鏡視下胸部操作も多く行われている [5]。
- とくに反回神経周囲のリンパ節郭清が重要である。

c. 3つの再建経路

- 食道再建には、胸骨前、胸骨後、後縦隔の3経路がある [6]。
- 再建臓器としては、胃がもっとも多く用いられている。胃切除後、胃がん合併時や胃を温存する場合には空腸、結腸、回結腸が用いられる。

食道再建経路

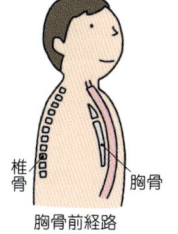
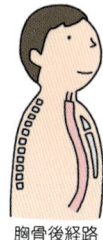
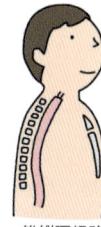

椎骨 胸骨

胸骨前経路　　　　胸骨後経路　　　　後縦隔経路

3

疾患・治療 ❸-3 食道の外科手術と看護

再建経路別の利点と欠点

	利 点	欠 点
胸骨前	・吻合操作が容易 ・縫合不全の処置が容易かつ安全 ・再建臓器にがんができた場合、治療がしやすい	・再建距離が長い ・縫合不全の頻度が高い ・再建臓器が屈曲しやすい ・屈曲による通過障害を起こしやすい ・美容上の問題がある
胸骨後	・口側食道切除がより高位まで可能 ・再建距離が胸壁前より短い ・胸腔内吻合より縫合不全発生時の処置が容易 ・再建臓器にがんができた場合、比較的治療がしやすい	・再建臓器により心臓を圧迫することがある ・胸鎖関節部が狭小の場合、再建臓器の圧迫壊死の可能性がある
後縦隔	・生理的ルートにもっとも近い ・手術侵襲が少なくなる ・縫合不全の発生頻度が少ない	・縫合不全が重篤化するリスクを有する（とくに胸腔内吻合の場合） ・口側食道切除が制限されることがある ・逆流が多い ・潰瘍が穿孔し、重篤化することがある ・再建臓器にがんができた場合、手術が困難 ・再発時の放射線治療が困難な場合がある

（文献 1 より引用）

d. 術後

・侵襲の大きな手術であるため、呼吸、循環、経腸栄養を含めた栄養管理が重要である。
・合併症としては、出血、肺炎などの肺合併症、不整脈、縫合不全、反回神経麻痺、乳び胸などがある [7, 8]。

2. 食道の外科手術を受ける患者の看護

> 術前から栄養管理やリハビリが大切だよ。合併症が起こりやすいから、以下の看護や観察が必要だよ。

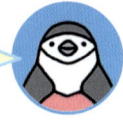

a. 術前日までに確認、説明すること

- □ 医師から手術、合併症についての説明を受けているか
- □ 手術の同意書、麻酔の同意書、輸血の同意書はあるか
- □ 手術前検査が終了しているか
- □ 術前処置
  - ・臍処置
  - ・便処置
- □ 術前トリフロー訓練の実施状況

> わからないこと、不安がないかも確認する。

> 開胸手術になることもあり、トリフロー訓練は術後肺炎予防のために大切な訓練である。患者といっしょに訓練する。

- □ 口腔内の確認

> 動揺歯があれば、挿管時に抜けることがあるので、麻酔科医に報告する。

b. 看護

◆バイタルサインの観察

- □ 発熱はないか（発熱の持続は、感染を疑う）
- □ 血圧の低下、心拍数の上昇、呼吸回数の上昇はないか（後出血を疑う）
- □ 呼吸回数上昇、SpO_2値低下がないか

> 低下している場合は、酸素化が十分ではない。無気肺、肺炎がないか確認する。

◆早期離床、リハビリの援助
- □疼痛管理ができているか
- □バイタルサインは安定しているか
- □ドレーン、ルート類はきちんと固定されているか、ゆとりはあるか

> 不安定な場合は、ベッド上でできるリハビリを行う。

◆経腸栄養管理
- □医師の指示どおりの栄養剤が投与できているか
- □体重は増えているか
- □腸瘻チューブの閉塞はないか
- □経管栄養にともなう下痢症状はないか

おもな術後合併症と観察内容

術後合併症	観察内容
後出血	□ドレーンからの排液が血性、100mL/h以上の場合はすぐに医師に報告 □腹痛はないか □脈拍・呼吸回数の上昇、血圧の低下はないか
反回神経麻痺	□嗄声はないか
創部感染 唾液瘻 縫合不全	□発熱は接続していないか □創部の発赤、疼痛、腫脹、熱感、膿性の排液がないか
乳び胸	□ドレーンからの排液が乳びになっていないか
せん妄	□感覚障害（不安感、無感情、多幸感）はないか □睡眠障害（不眠、昼夜逆転）はないか □精神運動障害（興奮、妄想、幻覚、活動性低下）はないか
イレウス	□腸蠕動音が聴取できるか □金属音はないか □排ガス、排便はあるか □悪心・嘔吐はないか

POINT ★

食道の手術は高度侵襲手術であり、入院期間も長く患者のストレスも大きい。術前から観察、確認することがたくさんあるが、1つずつ勉強しよう！

1 胃の画像検査のポイント

1. 内視鏡

・口または鼻から内視鏡を挿入し、炎症、潰瘍、ポリープ、腫瘍などを観察する。通常の内視鏡と特殊な超音波内視鏡などがある。

・色素溶液を散布することで診断が困難な病変を明瞭に観察できる。

・病変部からの組織採取（生検バイオプシー）により、がんの確定診断ができる。

・喉の麻酔と胃の蠕動を止める注射を検査前に行う。検査後は喉の麻酔が切れるまで約1時間は飲食できない。

良性の胃潰瘍

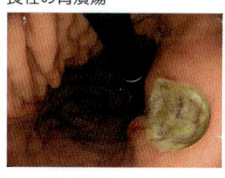

胃体部後壁の腫瘍

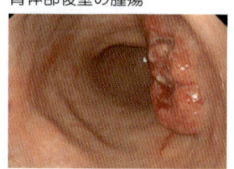

2. 胃透視

　現在は術前において胃がんの部位の確認に使うことが多い。とくに噴門と幽門との位置関係が重要である。

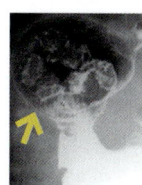

←噴門近くの巨大な腫瘍。胃全摘出が選択される。

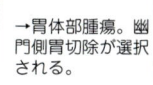

→胃体部腫瘍。幽門側胃切除が選択される。

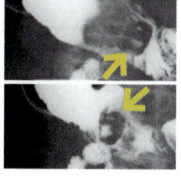

3. CT

- 胃がんの診断がついた場合にまず行う検査で、腎機能低下がなければ、基本は造影 CT を行う。
- 肝や肺への転移の有無の確認（stage Ⅳ かどうか）、腹水や腹膜播種の有無の確認も可能なことがある。
- リンパ節転移の有無の確認、さらに胃がん手術の際に重要な膵への浸潤の有無を確認することが重要である。

胃がん原発巣

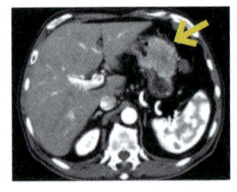
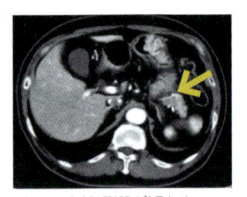

膵への直接浸潤が疑われる。

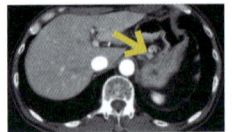

胃周囲にリンパ節腫大があり、リンパ節転移が疑われる。

4. PET（ポジトロン断層法）

全身の転移の検索に使用することがある。

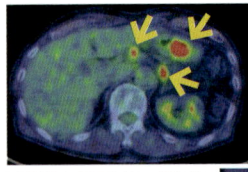

原発巣と周囲リンパ節転移がわかる。

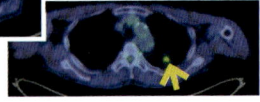

肺がんが別に発見された。

2 胃の内視鏡的治療と看護

1. 内視鏡的治療

・おもにポリープや腺腫または早期がんの切除を行う。
・切除病変の分化度や深達度を十分評価し、局所の完全切除が可能でリンパ節転移の可能性なしと判断されたら治癒切除とする。
・非治癒切除の場合は、追加外科手術の必要性を検討する[1]。

a. ポリペクトミー

隆起性病変に対して行う、単純な方法である。

b. 内視鏡的粘膜切除術
（endoscopic mucosal resection：EMR）

・胃の粘膜病変を挙上して鋼線のスネアをかけ、高周波により焼灼切除する方法である。
・リンパ節転移の可能性がほとんどない早期がんや腺腫に対して行われる。
・外科手術に比べて、低侵襲性や機能温存などの点で優れている。しかし、切除にともなう穿孔や出血のリスクがある[2]。

c. 内視鏡的粘膜下層剥離術
（endoscopic submucosal dissection：ESD）

・高周波ナイフを用いて病巣周囲の粘膜を切開し、さらに粘膜下層を剥離して切除する方法である。
・高度な技術を要する手技で、処置具の正確な動作や長時間にわたる集中力、臨機応変に対処する判断力・決断力が必要である。
・確実な一括切除が魅力だが、無理をすると穿孔や出血などの危険性がある[3]。

・EMR と ESD の手技は、p.56、57 参照。

MEMO ちょこっと

胃の内視鏡的治療は、がんではリンパ節転移の可能性がきわめて低く、腫瘍が一括切除できる大きさと部位にあることが適応であるが、施設によっては適応を拡大している。

2. 胃の内視鏡的治療を受ける患者の看護

内視鏡的治療（EMR・ESD）後は、合併症の予防、観察、対応など以下の看護が必要となるよ。

a. 治療前日までに確認すること

☐医師から治療の説明がされているか

☐同意書はあるか

☐血糖降下薬・抗凝固薬内服の有無、休薬しているか

> 出血のリスクが高くなる。薬剤によって休薬期間が違うので、医師に確認する。

b. 治療当日に確認すること

☐絶食

　胃内容物は 8 〜 10 時間で
　消化されるため、最低でも 10 時間前から絶食にする。

> 残渣があれば、カメラ挿入時の嘔吐反射により誤嚥する可能性がある。

c. 治療後に観察すること

☐吐血・下血の有無、血圧低下（出血の可能性がある）

☐腹痛、腹部膨満感、発熱（穿孔の可能性がある）

☐治療後、安静が保たれているか

・2 時間はベッド上安静、翌朝から棟内歩行可能

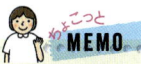

　合併症の観察をしっかり行い、症状の急変に早く気付くことが重要。発見や対応が遅れると命にかかわるので、症状出現時はすぐに医師へ報告‼

☐ （鎮静薬がよく効いている場合）覚醒するまで心電図・SpO_2 をモニタリング
☐ バイタルサイン（血圧、脈拍数、呼吸回数、酸素飽和度）、意識レベルを観察する
☐ 覚醒後、離床時のふらつきはないか
・EMR と比較して、ESD は治療時間が長い。鎮痛薬や鎮静薬の量も多いため、帰室後の転倒リスクが高い。

d. 治療後に確認すること
☐ 安静度
☐ 飲水や食事はいつから開始してよいか
☐ 輸液は何をいつまで投与するか
☐ 清拭、シャワー、入浴などはいつから可能か

e. 看護のポイント
☐ 出血や穿孔などは 2〜3 日以内に起こる可能性があるため、便の性状の観察を行う。

> 下血と血便の違いを知っておこう！
> 下血：黒色便（上部消化管からの出血）
> 血便：鮮血（下部消化管からの出血）

☐ 高齢者はせん妄を起こしたり、ふらつきを起こして転倒する可能性が高いため、見守りは厳重に行う。

> 覚醒時、目につきやすいよう、ナースコール表示を行うのも転倒予防に効果的。

☐ 日常生活について、パンフレットを用いて指導する。

治療後は、病変を切除した部分に人工的な潰瘍（粘膜の表面がただれた状態）ができた状態になっているため、1カ月程度は以下の内容を守ってもらう必要があるよ。

□食事
・繊維質の多いもの（ゴボウ、タケノコ、海藻類など）は避ける

消化しにくく、胃に負担をかける。

・暴飲暴食は避ける
・熱すぎるもの、冷たすぎるものは控える
・飲酒、喫煙は禁物

粘膜を傷つけ、出血する可能性がある。
禁酒・禁煙！

□入浴
・治療翌日からシャワー可能。退院後は入浴も可能だが長湯は避ける

□活動
・無理な運動（ゴルフ・ジョギング・水泳など）、旅行などの遠出は控える

□退院後は、心身の安静に心がけ、十分な睡眠をとり、
・規則正しい生活を送る。急激な腹痛、下血、めまいやふらつき（貧血様の症状）、腹部膨満感（急激な腹部の張り）などの症状があれば、受診するように指導する。

POINT ★

・治療後は、合併症の予防のほか、症状の急変に気付くことができる観察力と迅速な対応が重要となる。
・高齢者はせん妄や転倒を起こしやすいため、注意が必要である。

3 胃の外科手術と看護

1. 外科手術

a. 術前

　経腸栄養または高カロリー輸液による栄養状態の改善、禁煙指導、心機能、腎機能評価、糖尿病や抗凝固薬の確認が必要である[4]。

b. 手術

　主として治癒を目的とし、標準的に施行されてきた胃切除術法を定型手術という。胃の3分の2以上の切除とリンパ節郭清を行う。

◆胃全摘術（total gastrectomy：TG）
・胃の上部にある進行がんや広範囲に広がるがんの場合。
・噴門（食道胃接合部）および幽門（幽門輪）を含んだ胃の全切除。

◆幽門側胃切除術（distal gastrectomy：DG）
・胃の中下部にあるがんの場合。
・幽門を含んだ胃切除。噴門は温存。定型手術では胃の3分の2以上を切除。

◆噴門側胃切除術（proximal gastrectomy：PG）
・胃の上部の早期がんの場合。
・噴門（食道胃接合部）を含んだ胃切除。幽門は温存。

◆胃局所切除術（local resection：LR）
　胃の非全周性切除。

◆非切除手術（胃空腸吻合術、胃瘻・腸瘻造設術）

c. 腹腔鏡下手術

・幽門側胃切除術が適応となる Stage Ⅰ 症例では、腹腔鏡下手術は選択肢となりうる。
・実臨床では多くの施設で一般的に行われている。

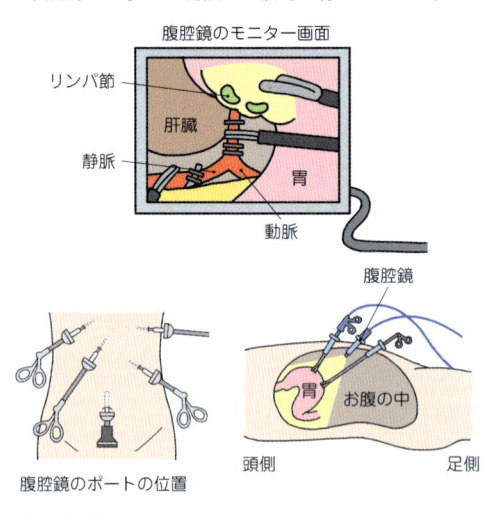

腹腔鏡のモニター画面

リンパ節
肝臓
静脈
胃
動脈

腹腔鏡
胃
お腹の中
頭側　　　　　　足側

腹腔鏡のポートの位置

d. 再建法

　胃全摘術後の再建法は Roux-en-Y 法（ルー・ワイ）、幽門側胃切除術後の再建法は Billroth Ⅰ 法（ビルロート）、Ⅱ法または Roux-en-Y 法がおもに用いられている。

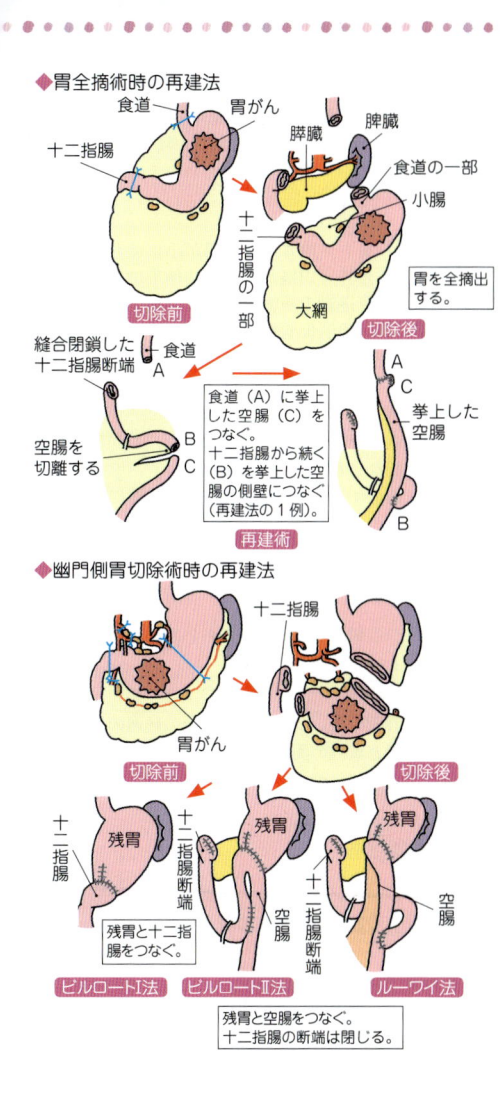

◆胃全摘術時の再建法

食道　胃がん
十二指腸
膵臓　脾臓
食道の一部
小腸
十二指腸の一部
大網
胃を全摘出する。

切除前
切除後

縫合閉鎖した十二指腸断端　食道
A
空腸を切離する
B
C

食道（A）に挙上した空腸（C）をつなぐ。
十二指腸から続く（B）を挙上した空腸の側壁につなぐ（再建法の1例）。

A
C
挙上した空腸
B

再建術

◆幽門側胃切除術時の再建法

十二指腸
胃がん

切除前
切除後

十二指腸
残胃
残胃と十二指腸をつなぐ。

残胃
十二指腸断端
空腸

残胃
十二指腸断端
空腸

ビルロートⅠ法
ビルロートⅡ法
ルーワイ法

残胃と空腸をつなぐ。
十二指腸の断端は閉じる。

e. 術後

縫合不全や膵液瘻などの合併症がなければ、術後2〜3日目ごろから食事を開始する。

2. 胃の外科手術を受ける患者の看護

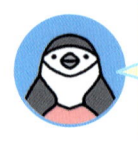

胃を切除すると、胃が小さくなる、迷走神経切離、胃液分泌低下による消化管運動の機能低下、食べ物の通過経路別の消化管ホルモン分泌障害や吸収障害などが問題となるよ。

a. 術前日までの準備

☐医師から手術の説明を受けているか、わからないことや心配なことはないか
☐食事摂取のすすめ方、ダンピング症候群について説明する

ちょこっと MEMO

ダンピング症候群とは、食べたものが小腸に直接流れ込むことにより起こる症状。

☐医師の計画に従い、術前から術後の経過の概要の説明（患者と家族の両者に行う）
☐最終の食事はいつで、飲水は何時まで可能か

ちょこっと MEMO

現在は「ERAS プロトコル」を参考に、2時間前までの清澄水の飲用は無害と報告されている。

☐臍処置→ p.31 参照
☐入浴、シャワー浴など体の保清はできているか

b. 術後の観察 → p.36 参照

おもな術後合併症と観察内容

後出血	□ドレーンからの排液は血性になっていないか、急激に量が増えていないか □腹痛や腹部膨満はないか □脈拍・呼吸数の増加はないか、血圧の低下はないか、意識は正常か
縫合不全 膵液瘻 リンパ漏	□ドレーンからの排液はワインレッド色や茶色、混濁、膿性になっていないか □腹痛や腹部膨満はないか □排液のアミラーゼ値が高くないか（p.51 参照） □食事開始後、ドレーンの排液が白く混濁しないか
腸閉塞 麻痺性 イレウス 癒着性 イレウス	□悪心・嘔吐はないか □腹部膨満や緊満はないか、腸蠕動音は減弱していないか □腹部膨満はないか、腸蠕動音は亢進していないか、金属音はみられないか
創感染	□創の発赤・腫脹・熱感はないか、創からの浸出液はないか
ダンピング 症候群 （食事開始後）	□早期ダンピング症候群：食直後から30分くらいの間に、腹痛、腹部膨満、動悸、めまい、冷汗、だるさ、下痢、悪心・嘔吐、しびれ、湿疹などの症状がある 　→頭を高くして横になるよう指導する □後期ダンピング症候群：食後2〜3時間後に低血糖症状がある 　→1回の食事を少なくし、ゆっくり食べる。早めに甘いものを摂取する **ダンピング症候群予防のポイント** ・1回の食事量を減らし、ゆっくり時間をかけて食べる ・1日に何回も食事をとるように心掛ける ・退院後も分割して食事ができるように、職業や社会的役割に合わせて工夫した食事指導を行う

POINT ★

・胃の手術後は、発熱や腹部所見の変化、ドレーン排液の性状と、排液アミラーゼ値に注目し、観察することで術後合併症の早期発見に努める。
・食事開始後はダンピング症状に注意し、患者の社会背景に応じた指導を行うことが重要である。

1 大腸の画像検査のポイント

1. 内視鏡

> 経肛門的に内視鏡を挿入して、大腸内腔を直接観察したり、生検を行うために行うよ。

a. 検査の目的

- 炎症（感染性腸炎、潰瘍性大腸炎、クローン病、憩室炎、虚血性腸炎など）の範囲診断。
- 腫瘍（がん、ポリープ、脂肪腫など）の存在診断。
→検査後の観察は p.82、83 参照。

大腸内視鏡像（S 状結腸がん）

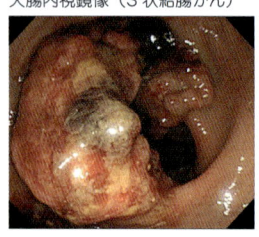

b. 検査の説明内容

- 肛門から内視鏡を挿入し、大腸内腔を観察する検査である。
- 内視鏡を進めるための体位変換や、観察のための空気注入を行う。
- 検査中の腸蠕動を抑えるため、注射してから検査を行う。
- 検査後は、車の運転を避ける。

c. 検査の実際

- 患者は上半身には術衣、下半身にはディスポーザブルパンツ（肛門部が開くもの）を着用する。
- 検査開始時の体位は、左側臥位（検査中に体位変換の可能性がある）。
- 大腸の蠕動を止める薬剤（ブスコパン®、グルカゴンなど）を筋肉注射する。
- 検査中は空気（あるいは炭酸ガス）を注入しながら大腸内腔を観察する。
- 内視鏡の先端が盲腸まで達したら、引き抜きながら観察する。

2. 注腸造影検査

バリウムやガストログラフイン® などの造影剤を空気とともに経肛門的に注入して、大腸の形態をX線像として描出する検査だよ。

a. 検査の目的

- 炎症（感染性腸炎、潰瘍性大腸炎、クローン病、憩室炎、虚血性腸炎など）の範囲診断。
- 腫瘍（がん、ポリープ、脂肪腫など）の存在診断。ただし、微小な病変は描出できない。

注腸造影像（直腸がん）

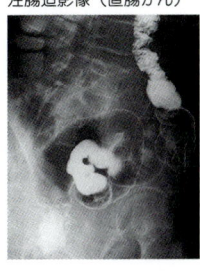

b. 検査の説明内容

- 肛門から空気を注入し、大腸の形状・内腔を観察する検査である。
- 検査中の腸蠕動を抑えるため、注射してから検査を行う。
- 検査後は、水分を多くとってもらう。

c. 検査の実際

- 患者は上半身には術衣、下半身にはディスポーザブルパンツ（肛門部が開くもの）を着用する。
- 検査開始時の体位は、左側臥位（検査中に体位変換する）。
- 大腸の蠕動を止める薬剤（ブスコパン®、グルカゴンなど）を筋肉注射する。
- 検査中は空気を注入しながら観察する。
- 空気が十分量注入されたら、背臥位および腹臥位で CT 検査を行う。

d. 検査前後の管理

◆検査前
- 検査の 1 〜 2 日前から注腸検査食を摂食してもらう。
- 検査前日の就寝前に下剤（マグコロール®、ラキソベロン®など）を内服してもらう。
- 便にカスが残っている場合は医師に報告し、必要に応じて浣腸する。
- 糖尿病、狭心症、心筋梗塞、緑内症、前立腺肥大などの既往歴・併存疾患を確認する。
- バイタルサインの測定を行う。

◆検査中
- 空気注入による過度の腹部膨満に注意する。

◆検査後
- 検査後の腹部症状の有無に注意する。
- 水分を十分に摂取するよう指導する。

3. CTコロノグラフィ(大腸3D-CT検査)

経肛門的に炭酸ガスを注入してCT検査を行い、3次元画像を再構成することによって、大腸内視鏡検査や注腸造影検査に類似した画像をつくり出すことが可能だよ。

a. 検査の目的

・炎症（感染性腸炎、潰瘍性大腸炎、クローン病、憩室炎、虚血性腸炎など）の範囲診断。
・腫瘍（がん、ポリープ、脂肪腫など）の存在診断。
・大腸狭窄で病変口側の内視鏡的診断が困難な場合に、病変の有無の確認。

CTコロノグラフィにより描出されたS状結腸がん

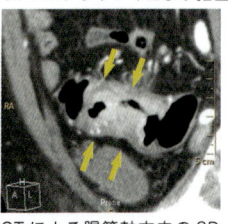

CTによる腸管軸方向の3D再構築像。深達度やリンパ節転移が診断可能。

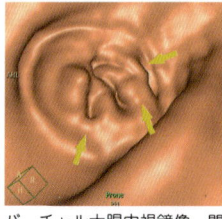

バーチャル大腸内視鏡像。閉塞性S状結腸がんで実際の内視鏡が挿入不可でも、閉塞部より口側のがんやポリープの診断が可能。

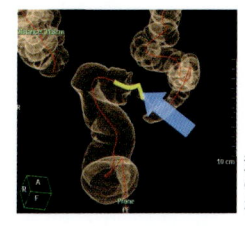

注腸像様に画像を再構築したもの。病変の範囲が明瞭に描出されている。

〈CT コロノグラフィのメリット〉

・5mm 以上の腫瘍性病変の描出が可能（ただし、平坦な病変は抽出困難）

　モノトーンではあるが、疑似内視鏡像を描出することが可能である。内視鏡検査では、肛門側から挿入した画像しか確認できないが、CT コロノグラフィでは、口側から観察した画像を再構成することができる。

・注腸造影検査と同等以上の病変描出が可能

　大腸を全方向に回転させて観察することが可能であり、病変の見落としが少ない。

・大腸がんの症例では、造影 CT 検査と併用するとリンパ節転移、肝転移、肺転移などの診断が同時に精密に行える。

→検査の説明、実際、検査前後の管理は、「2. 注腸造影検査」（p.77）に準じる。

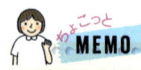

MEMO

注腸検査では空気を注入するが、CT コロノグラフィでは炭酸ガスを使用する。

2 大腸の内視鏡的治療と看護

1. 内視鏡的治療

> ホットバイオプシー、ポリペクトミー、内視鏡的粘膜切除術（EMR）、内視鏡的粘膜下層剥離術（ESD）の４つの術式があるよ。

a. ホットバイオプシー

・ホットバイオプシー鉗子を用いて、5mm 以下の小さなポリープを高周波電流で切除する。

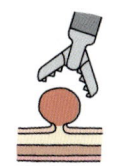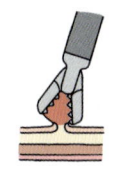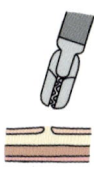

b. ポリペクトミー

・10mm 以下の有茎性・亜有茎性の細いワイヤー（スネア）をポリープに引っかけ、高周波電流を用いて切除する。
・コールドポリペクトミーでは通電せず、スネアの絞扼のみで切除する。

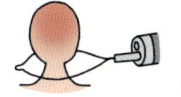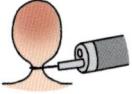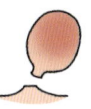

1 スネアをポリープにかける　2 しばって通電する　3 切除組織を回収する

c. 内視鏡的粘膜切除術（EMR）

・EMR の適応は、非がん病変では径 6 mm 以上の腺腫。ただし、5mm 以下でも表面陥凹型腫瘍は適応となる。
・がんを強く疑う病変では、リンパ節転移の可能性がきわ

めて低く、病巣が内視鏡的一括切除できる大きさと局在であり、根治性が期待される病変が適応となる。

・生理食塩水を粘膜下層に注入し、スネアをかけて高周波電流を用いて切除する。

・EMR の手技は p.56 参照。

d. 内視鏡的粘膜下層剥離術（ESD）

・ESD は、EMR で一括切除できない大きな粘膜病変（腺腫、早期大腸がん）が適応となる。

・粘膜下にわずかに浸潤する早期大腸がんも適応となり、切除標本のリスク解析を行い、外科的切除の適応を決定する。

・内視鏡切除用ナイフを用いて粘膜を切開し、粘膜下層を直接剥離して腫瘍を切除する。

・ESD の手技は p.57 参照。

各術式の比較

	手術手技の難易度	手術時間	経静脈麻酔の有無	入院治療の要否
ホットバイオプシー	低い	数分	不要	不要
ポリペクトミー	普通	10分前後	不要	不要〜必要
EMR	高い	数十分	不要〜必要	必要〜不要
ESD	非常に高い	1〜数時間	必要	必要

2. 大腸の内視鏡的治療の看護

治療前の処置から治療後まで、消化器症状と便の性状や色に注意が必要だよ。

a. 治療前日までに確認すること

□医師から内視鏡的治療の説明を受けているか

□検査の同意書はあるか

□糖尿病、狭心症、心筋梗塞、緑内障、前立腺肥大の既往はないか

ちょこっと MEMO

既往歴の確認は、内視鏡の治療中に抗コリン薬を投与するために必要。

- ・鎮静薬や抗コリン薬は腸の緊張を和らげる目的で投与する
- ・抗コリン薬の副作用には、口渇や心拍数の増加、眼圧上昇、排尿障害などがある

□常用薬に経口血糖降下薬、術前中止薬（p.28）はないか

> 当日治療前の食事制限によって
> 低血糖のリスクがある。

b. 治療当日に確認すること

◆前処置
□下剤（経口腸管洗浄剤 2L）の服用方法を説明したか
- ・排泄時に困らないようにトイレを確保しておく

> 下剤の服用は、内視鏡検査時の視野の
> 確保および治療操作を妨げないように、
> 大腸内の便を排除するために行う。

◆下剤服用中の観察
□悪心・嘔吐、腹痛や腹部膨満などの腹部症状はないか

ちょこっと MEMO

腸管狭窄がある場合、下剤服用により腸管の内圧上昇で腸管穿孔のリスクがある。

◆排便性状の確認
　□透明で残渣物がほとんどないか
　　・水様便になるまで観察する

> 便が出なければ、医師へ報告する。

c. 治療後に医師に確認すること
　□いつまで、どんな安静度なのか
　□飲水や食事はいつから開始してよいか
　□輸液は何をいつまで投与するか
　□清拭・シャワー・入浴などはいつから可能か

d. 治療後の観察内容
　□腹痛・腹部膨満など腹部症状、悪心・嘔吐はないか
　□血便、下血はないか
　□意識レベルや呼吸回数の低下、血圧の低下、脈拍数の増加はないか（鎮静薬が投与されている場合）

POINT ★

大腸の粘膜に対する治療になるため、治療前の処置を適切に行うことが重要である。

3 大腸の外科手術と看護

1. 外科手術

a. 対象となる疾患
・大腸がん（結腸がん、直腸がん）
・痔疾患（痔核、肛門周囲膿瘍、痔瘻、裂肛）
・急性虫垂炎、消化管穿孔、急性腹症
・イレウス（大腸閉塞）　・直腸脱
・S 状結腸捻転　・大腸腺腫症（FAP）
・潰瘍性大腸炎（UC）　・クローン病　・その他

b. 術式
◆待機手術
①閉塞や腹膜炎のない大腸疾患に対する手術。
②下部直腸の切除手術やがん性腹膜炎の手術では人工肛門が造設される。

◆緊急手術
①閉塞や腹膜炎を併発する大腸疾患に対する手術。
②人工肛門が造設される可能性が高い（急性虫垂炎以外の疾患）。
③全身状態が低下している症例に行うことが多い。

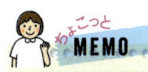

ちょこっと MEMO

〈開腹手術と腹腔鏡下手術（ロボット手術を含む）の比較〉
開腹手術は、腹腔鏡下手術より手術創が大きく、術後の疼痛が強く、手術部位感染（SSI）発生率がやや高い。

◆術式一覧

手術術式	病変の局在部位	体位
右半結腸切除術	盲腸、上行結腸、右側横行結腸	仰臥位
横行結腸切除術	横行結腸中央	
左半結腸切除術	左側横行結腸、下行結腸	
S状結腸切除術	S状結腸	
（高位）前方切除術	上部直腸	
低位前方切除術	中部直腸	
超低位前方切除術、結腸肛門吻合術	下部直腸	
腹会陰式直腸切断術	中下部直腸	
結腸（亜）全摘術、回腸直腸吻合術	多発性大腸がん（ポリープ）、閉塞性大腸がん	
大腸亜全摘術、J型回腸嚢肛門管吻合術		砕石位（ロイドデービス位）
大腸全摘術、直腸粘膜切除、J型回腸嚢肛門吻合術	家族性大腸腺腫症、潰瘍性大腸炎	
大腸全摘術、永久回腸人工肛門造設術		
骨盤内臓全摘術	局所進行直腸がん	
ハルトマン手術	下部S状結腸 or 直腸の切除不能がん or 骨盤内腹膜炎をともなう症例	
直腸脱手術（経腹的）直腸脱手術（経会陰的）	直腸脱	
高位結紮切除術・硬化療法	内痔核	
痔瘻根治術	痔瘻	
裂肛手術	裂孔	
経括約筋の局所切除術	下部直腸早期がん	
経肛門的局所切除術	下部直腸・肛門管早期がん	
人工肛門造設術（コロストミー、イレオストミー）	切除不能がん	仰臥位

◆おもな術式の例

結腸がんの術式

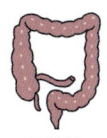
切除前

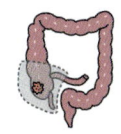
回盲部切除術

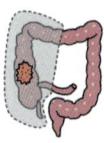
右半結腸
切除術

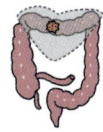
横行結腸
切除術

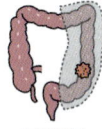
左半結腸
切除術

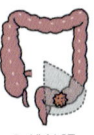
S状結腸
切除術

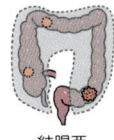
結腸亜
全摘術

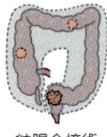
結腸全摘術

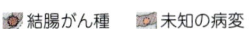
切除範囲　　結腸がん種　　未知の病変

直腸がんの術式

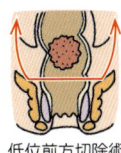
低位前方切除術
結腸直腸
（肛門管）吻合

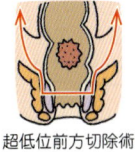
超低位前方切除術
結腸肛門吻合

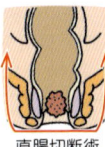
直腸切断術
永久人工肛門

2. 大腸の外科手術を受ける患者の看護

> 大腸の手術を受ける患者さんは、術前・術後を通して、下痢や便秘を繰り返すことがあるため、排泄に関する症状の観察が重要だよ。

a. 術前の看護

◆確認すること

□医師から人工肛門造設の可能性について説明を受けていたか

→人工肛門造設の可能性がある場合、必要に応じて、先輩看護師から人工肛門の位置決め（ストーマサイトマーキング）や、ストーマ装具、日常生活などについて説明がある。

□同意書があるか、わからないことや心配なことはないか

◆説明すること

□医師の指示に沿って、術前から術後の経過の概要（患者と家族に行う）

□食事と飲水の最終時間

◆実施すること

□臍処置→ p.31 参照

□入浴・シャワー浴など体の保清

□指示された下剤の服用と服用後の便の性状を確認。排便がなければ医師に報告する

・大腸が閉塞している場合は、下剤の服用は禁忌である。

□下剤服用中は、悪心・嘔吐などの腹部症状を確認。症状があれば医師に報告する

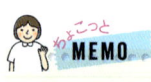

ちょこっと MEMO

大腸が狭窄している場合、下剤の服用によって腸管内圧が上昇し腸管が穿孔するリスクがあるので注意が必要。

b. 術後の看護

おもな 術後合併症	観察内容
後出血	□ドレーンからの排液が血性になっていないか □腹痛、腹部膨満はないか □脈拍・呼吸数の増加や血圧の低下はないか、意識は正常か
縫合不全	□ドレーンからの排液が黄茶色、混濁、膿性になっていないか □腹痛や腹部膨満・緊満、発熱、悪心・嘔吐はないか
腸閉塞 麻痺性イレウス 癒着性イレウス	□悪心・嘔吐はないか □腹痛や腹部膨満・緊満はないか □腸蠕動音や金属音はないか □排ガスはあるか
創感染	□発熱、発赤、疼痛、腫脹、熱感はないか □浸出液が膿性になっていないか
排便機能障害	□排便回数の増加はないか、排便まで我慢できるか □排ガスと排便の区別ができているか □便失禁はあるか、失禁量はどのくらいか
排尿障害	□排尿回数、尿量／回はどのくらいか □尿意や残尿感はあるか
性機能障害	□射精障害や勃起障害はないか ※患者から相談があった場合は、医師または先輩看護師に相談する

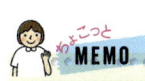

ちょこっと
MEMO

腸管の手術のため、術野が汚染されやすく、手術部位感染（SSI）に注意する。また、大腸の切除部位や切除範囲によって、術後合併症や機能障害のリスクが異なることにも注意が必要である。

4 ストーマ

「ストーマ」とは「瘻孔」のことだよ。大腸の手術によって排泄のために腸の一部を体外に出してつくられた人工肛門が「ストーマ」だよ。

1. ストーマの種類

a. 一時的ストーマ、永久的ストーマ

◆一時的ストーマ
・小腸と小腸、小腸と大腸（肛門）、大腸と大腸（肛門）を縫合したり切除吻合した後に、縫合不全が起こった場合や縫合不全のリスクが高い場合、また閉鎖できる可能性がある場合に造設する。
・ループ式双孔式ストーマが多い。
・対象疾患は、腸閉塞、炎症性腸疾患（潰瘍性大腸炎、クローン病）、先天性腸疾患（ヒルシュスプルング病、鎖肛など）。

◆永久的ストーマ
・直腸切断術症例、切除不能がん症例、ハルトマン手術症例に造設される。
・単孔式ストーマが多い。

> わずかでもストーマ造設の可能性がある場合は、術前に必ずストーマ造設予定部位の皮膚にマーキングを行う。

b. 小腸（回腸）ストーマ（イレオストミー）、結腸ストーマ（コロストミー）

それぞれのストーマの特徴

	イレオストミー	コロストミー
長所	閉鎖術における合併症が少ない	便性状が固形のため、管理が容易
短所	便性状が水様のため、管理がむずかしい	閉鎖術における合併症が少ない
閉鎖術までの期間	数カ月以内	数カ月以上

c. 排泄物の状態と影響

> ストーマの造設部位によって、排泄物の性状や量が異なるよ。

排泄物の状態と影響

	イレオストミー	コロストミー
状態	・泥状〜水様 600〜2,500mL ・pH：7.0〜8.0	・横行結腸：泥状便 ・下行・S状結腸：軟・固形便1〜3回／日（150〜200g） ・pH：6.0〜7.0
影響	・脱水・電解質異常をきたしやすい ・食物により閉塞することがある	

d. ストーマの術後合併症

> ストーマの合併症は発症しやすい時期によって、「早期合併症」と「晩期合併症」に分けられることが多いよ。

早期合併症と晩期合併症の特徴

	早期合併症	晩期合併症
形状	漿膜炎、巨大、過小、陥没	脱出、下垂、狭窄、重積、萎縮、瘻孔、陥凹
粘膜	壊死、充血、浮腫、うっ血、出血、貧血	萎縮、貧血、裂傷、びらん、潰瘍、硬結、熱傷、腫瘍、黒色症
皮膚縁	膿瘍、出血、離開、脱落	粘膜移植。浸軟、肥厚、ケロイド、狭窄
周囲皮膚	周囲膿瘍、周囲蜂巣炎、周囲皮膚炎（かぶれ、びらん、潰瘍）	周囲皮膚炎（かぶれ、びらん、潰瘍）、周囲陥凹、周囲浸軟、周囲皮膚障害、縫合糸／皮膚縁肉芽腫、偽上皮腫性肥厚、周囲静脈瘤

2. ストーマを造設する患者の看護

セルフケアの指導は、まず患者さんがストーマ造設を受け入れているかを確認して、セルフケア能力などをアセスメントしてから開始するよ。

a. 術前の看護

☐ストーマのセルフケアについてのオリエンテーション
☐ストーマサイトマーキング（ストーマの位置決め）

b. 術後の看護

◆ストーマ装具交換時のおもな観察項目
☐ストーマのサイズ、排泄孔の高さ
☐ストーマが黒色や白色になっていないか
☐ストーマ近接部や面板貼付部・辺縁部に発赤、びらん、潰瘍などはないか
☐便の性状の評価（造設した臓器部位によって異なる）

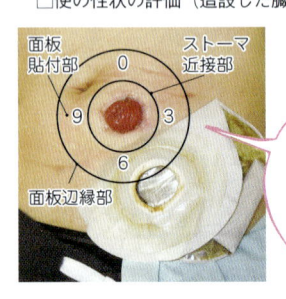

剥離した面板裏面は、皮膚への密着状況や皮膚症状の原因などを評価するために必ず観察する。

◆記録上の注意

　ストーマ周囲の皮膚を、時計の文字盤に見立て、正面から見て、頭側を０時、足側を６時として記録する

　記入例：７時→４時　発赤あり

◆ストーマ装具貼付時の確認事項

□面板貼付部の皮膚にかゆみや痛み、熱感はないか

□面板辺縁から便が漏れていないか

> 装具からの漏れがあると、皮膚障害の原因になるだけでなく、患者のストーマに対する受け入れにも影響する。

ちょこっと MEMO

　ストーマ装具は大きく分けると、面板とストーマ袋が一体になっている単品系装具と、面板とストーマ袋が分かれている２品系装具の２種類がある。

単品系装具のおもな特徴

・処置を行う場合、装具交換が必要。

・２品系装具と比べると価格が安い。

２品系装具のおもな特徴

・処置を行う場合、ストーマ袋を外すことができるため、装具交換は不要。

・単品系装具と比べると価格が高い。

単品系装具

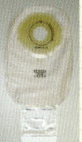

２品系装具

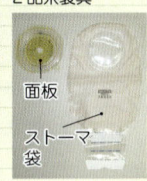

面板

ストーマ袋

POINT ★

セルフケアを始める前に、患者のストーマに対する疑問や不安を軽減することが重要。

1 肝臓・胆道の画像検査のポイント

1. 検査の目的

① 肝、胆道（胆嚢、胆管）系の機能異常や炎症所見の原因検索

② 肝腫瘍発症の高リスク患者のスクリーニング

③ 腫瘍の良悪性診断と進行度診断（局在、大きさ、個数、脈管浸潤の有無など）

↓

治療方針の決定（必要性、全身状態を考慮して選択）

> 腫瘍の質的診断には造影検査が必須だよ。

肝腫瘍の診断
目的：良悪性・進行度診断
検査：腹部エコー、造影CT、造影MRI、腹部血管造影検査

胆道腫瘍の診断
目的：良悪性・進行度診断
検査：腹部エコー、造影CT、MRCP、ERCP、腹部血管造影検査

肝臓

胆管

胃

胆嚢

胆道結石の診断
目的：胆石の局在診断（位置、大きさ、個数）と胆道系の走行異常・拡張の有無確認

・ERCP は組織診も可能。
・腹部血管造影検査は血管の走行異常と血管浸潤の有無の確認を目的とするが、最近は造影 CT で代用されている。

2. 肝細胞がん・転移性肝がんの典型的画像（造影CT）

肝細胞がんの画像
（動脈相）

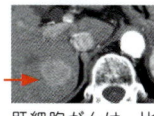

肝細胞がんの画像
（門脈・平衡相）

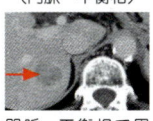

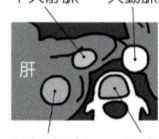

下大静脈　大動脈

肝

肝細胞がん　腰椎

肝細胞がんは、比較的境界明瞭な円形で、動脈相で高吸収域として描出される。

門脈・平衡相で周囲肝実質よりも相対的に低吸収域として描出される。

転移性肝がんの画像

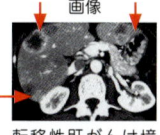

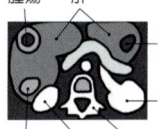

腫瘍　肝

腫瘍

左腎

腫瘍　右腎　腰椎

転移性肝がんは境界不明瞭かつ不正形で、辺縁がリング状に染まるものや乏血性のものまで多彩。

ちょこっと
MEMO

〈3Dシミュレーション画像〉

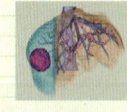

・腹部CT画像データから臓器を立体構築し、脈管、腫瘍などの位置関係を表示する。

・手術時に処理をする脈管から切除範囲を想定し、全肝容量、切除量から切除率も計算可能である。

・手術のナビゲーションとしても進化しつつある。

2 肝臓・胆道の内視鏡的治療と看護

内視鏡的治療とは、内視鏡や超音波内視鏡を用いた治療のことだよ。

1. 内視鏡的治療の種類

・閉塞性黄疸、胆管炎、膿瘍に対する経十二指腸乳頭的ドレナージ
・経胃十二指腸的穿刺ドレナージ
・腫瘍に対する胆道ステント留置術など

2. 総胆管結石の治療

十二指腸乳頭に カニュレーション	十二指腸乳頭 切開（EST）・拡張	バスケット鉗子／ バルーンカテーテル で結石破砕除去
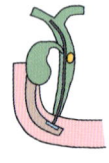	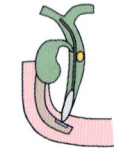	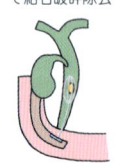
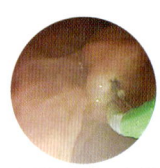	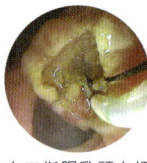	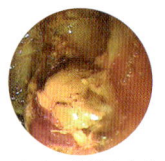
内視鏡で十二指腸乳頭を確認し、カテーテルを挿入。	十二指腸乳頭を切開し、バルーンで拡張。	バスケット鉗子やバルーンカテーテルで結石を取り出す。

- 偶発症としては、膵炎・出血・胆管炎がある。
- 結石破砕のために体外衝撃波（ESWL）を併用することもある。

3. 胆道がんのステント留置術

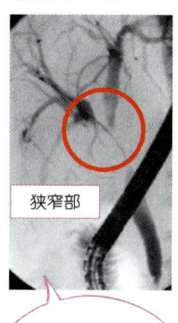

狭窄部

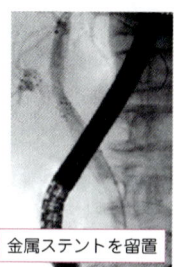

金属ステントを留置

腫瘍などによる胆管狭窄部を越えてカニュレーション。

ステントチューブもしくは自己拡張型金属ステントを留置。

MEMO あともっと

QOL を重視し、化学療法や放射線療法を後療法で加えることもある。

4. 内視鏡的治療を受ける患者の看護

合併症の早期発見のために、以下の観察や看護が必要だよ。

a. 治療前日までに確認すること

☐ 医師から内視鏡的治療の説明を受けているか
☐ 検査の同意書はあるか
☐ 抗凝固薬を飲んでいないか
☐ 血糖降下薬を飲んでいないか

出血予防のため、検査前は抗凝固薬を休薬する。

検査前後は絶食のため休薬する。低血糖症状に注意。

b. 治療までに確認すること

☐ 内視鏡的治療を受けるためのオリエンテーション
　・絶食の説明（食事再開は、検査後、医師に確認する）
　・鎮静を行う場合は、検査後の転倒・転落の危険について説明する
☐ 末梢ルートが確保できているか（鎮静時に使用。また、急変時に使用できるように）

検査後、血清アミラーゼ（Amy）値が上昇するため、膵炎食（脂肪制限）にする。

c. 治療後に確認すること

☐ 飲水、食事再開の日時、食事の種類
☐ 安静度の確認（鎮静後は、安静の指示がある場合もある）
☐ 輸液はいつまで投与するか

□清拭、シャワー、入浴はいつから可能か
□休薬していた薬はいつから再開か

> 自己判断で内服を再開する
> 患者もいるので注意。

> 総胆管結石除去の場合は、
> 十二指腸乳頭部を広げるた
> め、まれに膵炎を起こす。

d. 観察内容

□血清 Amy 値、尿 Amy 値
□蛋白分解酵素薬を指示どおり点滴できているか（膵炎予防のため、この薬剤を使用する）
□腹痛が起こっていないか（鎮痛薬を使用しても症状がおさまらない場合、膵炎を疑うので主治医へ報告する）

POINT ★

患者が安心して安全・確実に検査が受けられるよう、説明することが大切。観察の目的は、すべて異常の早期発見のためである。合併症の1つひとつの症状を理解して、意図的に観察しよう！

3 肝臓・胆道の外科手術と看護

1. 肝悪性腫瘍の手術

腫瘍の進行度と肝機能（予備能）で切除範囲を決定するよ。

・肝予備能評価には、Child-Pugh 分類がよく使われる。
・腹水（門脈圧亢進症の程度の指標）はコントロール不良であれば手術非適応。
・Child-Pugh 分類の B・C 症例は手術適応としないのが一般的。
・門脈圧亢進症でも縮小手術であれば合併症の増加もなく、適応禁忌ではない。

Child-Pugh 分類

	ポイント	1点	2点	3点
項目	脳症	ない	軽度	ときどき昏睡
	腹水	ない	少量	中等量
	血清ビリルビン値（mg/dL）	2.0 未満	2.0〜3.0	3.0 超
	血清アルブミン値（g /dL）	3.5 超	2.8〜3.5	2.8 未満
	プロトロンビン活性値（%）	70 超	40〜70	40 未満

グレード	スコア
A	5〜6点
B	7〜9点
C	10〜15点

MEMO

・肝切除の肝予備能評価検査として、わが国では
　ICG 15 分停滞率を用いることが多い。
・腹水の有無、血清総ビリルビン値などを合わせて、
　肝切除の適応、許容範囲を決める。

2. 肝切除

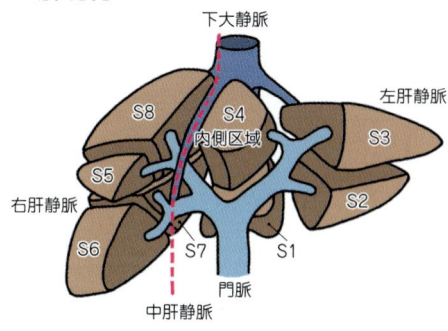

下大静脈

左肝静脈

S8　S4
内側区域

S3

右肝静脈

S5

S2

S6　S7　S1

中肝静脈

門脈

肝区域 Couinaud 分類

S1：尾状葉　　　　　　　　　S5、8：肝右葉前区域
S2、3：肝左葉外側区域　　　 S6、7：肝右葉後区域
S4：肝左葉内側区域

POINT ★

肝切除の術式は、腫瘍の進展度、肝予備能、全身状
態から、系統的（グリソン枝と肝静脈枝による区域
を意識した）切除か非系統的（部分か核出）切除、
アプローチとして開腹か腹腔鏡かを選択する。

肝切除の創

Ｊ字切開

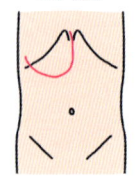

ほとんどの肝切除はＪ字切開で可能。

逆Ｙ字（ベンツ）切開

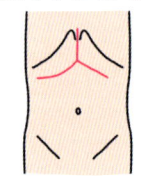

腫瘍の位置、リンパ節郭清、再建術などを考慮して逆Ｙ字切開が選択される。

開胸開腹斜切開

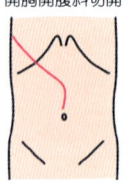

右葉の巨大腫瘍、とくに肝静脈起始部を圧排する腫瘍、横隔膜浸潤がある場合、体幹が樽型の場合は開胸開腹斜切開が選択される。

腹腔鏡手術

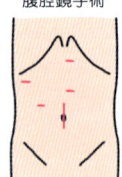

腹腔鏡の場合、臍部を切除肝を取り出す際に延長する。そのほかのポート創は 1cm 前後で３～４ポートであるが、適宜追加される。ポート創はドレーン留置にも利用される。

3. 胆道悪性腫瘍の手術

胆管切除、胆道再建術、リンパ節郭清が行われるよ。

・肝切除や膵頭十二指腸切除をともなう場合が多い。
・予後規定因子は、切除断端がん遺残、遠隔転移、リンパ節転移、脈管浸潤の有無などである。
・葉切除以上の肝切除を予定する場合は、門脈塞栓術で切除前に切除予定側を縮小させることがある。

肝門部胆管がんの手術

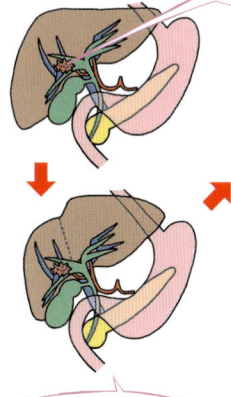

切除予定側の門脈を塞栓。

拡大肝葉切除＋肝外胆管切除＋胆道再建術＋リンパ節郭清術。

切除予定肝の縮小と残存予定肝の代償性肥大→肝切除量の縮小。

4. 胆道感染症

重症度評価の後、抗菌薬投与などの初期治療を開始し、手術・ドレナージ術などの追加治療を検討するんだよ。

・初期治療はドレナージ、手術を前提として、輸液、抗菌薬投与、鎮痛薬投与を行う。
・胆管炎の場合、軽症であれば初期投与の反応をみる。中等症以上ならドレナージを行い、成因によって外科治療を考慮する。
・胆嚢炎の場合、緊急もしくは待機手術が前提となる。中等症以上ではドレナージの先行を考慮する。

急性胆道炎診療フローチャート

```
急性胆管炎     →  初期治療の開始
急性胆嚢炎                         →  重症度に応じた治療
               →  重症度判定
```

5. 肝臓・胆嚢切除を受ける患者の看護

術後出血・術後肝不全や胆汁漏などの合併症を起こしやすいため、以下の観察や看護が必要だよ。

a. 術後の観察ポイント

◆バイタルサイン
- □発熱はないか
- □血圧や心拍数に異常はないか（血圧低下や頻脈は術後出血を疑う。血圧の上昇は出血を助長する）
- □ SpO_2・呼吸回数、呼吸困難はないか（肝臓は右横隔膜に接しているため、右胸水が溜まりやすい）
- □意識レベル（清明、または術前と同じか）
- □黄疸はないか
- □体重の増減、浮腫はないか

> とくに、術中に出血量が多い場合や広範囲に切除している場合は、肝不全徴候（黄疸、意識障害、腹水など）の観察が必要である。

◆腹部症状
- □腹部緊満、腹部膨満感はないか（急激な増強は出血を疑う）
- □便秘、下痢はないか

◆検査データ・画像
- □ ALT、AST、γ-GTP、ALP、Bill、NH_3 →肝機能の評価
- □ CRP、WBC →感染の徴候を見逃さないため
- □ Hb、Hct、Plt、PT-INR、APTT →術後出血の早期発見のため

> 肝切除後は、肝臓でのタンパク合成能の低下によって低タンパク血症をきたしやすく、胸水・腹水の貯留、浮腫が出現しやすい。

- □ TP、ALB →栄養状態の評価
- □ X線画像、血液ガスデータ→胸水の有無や呼吸状態の把握のため

◆ドレーン排液の観察
- □性状：術翌日でも血性が持続したり、血性が強くなっている場合は、術後出血を疑う
- □ドレーン排液に胆汁が混じっていないか（容器の内側にまとわりつくようなオレンジ色がある場合は、胆汁が混じっているため、胆汁漏を疑う）

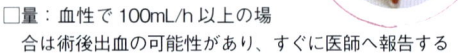

胆汁漏

- □量：血性で 100mL/h 以上の場合は術後出血の可能性があり、すぐに医師へ報告する

◆ドレーンの管理
→ p.47 を参照。

b. 看護

◆便秘の予防に努める

術後の肝機能が低下した状態ではアンモニアの処理能力も低下し、体内にアンモニアが蓄積する。アンモニアの蓄積は肝性脳症を引き起こすため、下剤の使用も考慮する。

◆禁酒指導

アルコールは肝臓で代謝されるので、術後の肝機能が低下した状態での飲酒は肝臓に負担がかかる。

POINT ★

術後合併症の早期発見のためにドレーン管理が大切だが、この手術ではとくに、排便コントロールも重要である。

4 肝臓・胆道のドレナージ処置

1. 手術にともなうドレナージ

　原則的に、肝切除部位とウインスロー孔にドレーンを留置する。

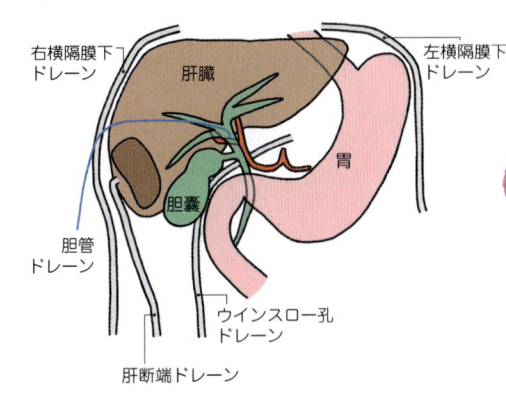

右横隔膜下ドレーン
左横隔膜下ドレーン
肝臓
胃
胆管ドレーン
胆嚢
ウインスロー孔ドレーン
肝断端ドレーン

POINT ★

・排液の量、性状が重要となる。
・ときに胆汁・膵液成分を検査で確認→抜去、入れ替えを判断する。
・不要なドレーンチューブは早期に抜去する。

2. 急性胆道炎・胆道腫瘍・肝膿瘍に対するドレナージ

経皮経肝ドレナージ処置は、エコーもしくは CT ガイド下で行う。

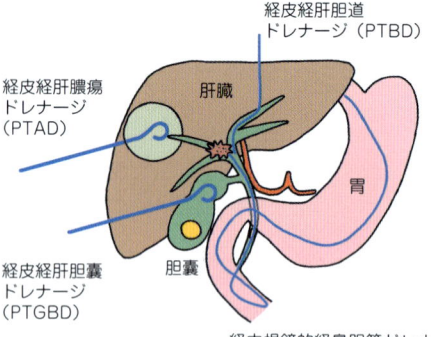

経皮経肝胆道ドレナージ（PTBD）

経皮経肝膿瘍ドレナージ（PTAD）

肝臓

胃

経皮経肝胆嚢ドレナージ（PTGBD）

胆嚢

経内視鏡的の経鼻胆管ドレナージ（ENBD）、または経内視鏡的逆行性胆管ドレナージ（ERBD）

POINT ★

- 目的は治療と原因精査。
- 原因により全身状態と QOL の改善などを考慮して、手術療法や内視鏡治療などの追加治療を考慮する。
- 手術を前提とした胆道悪性腫瘍に対するドレナージは、内視鏡処置のほうが播種などの合併症がなく望ましい。
- ERBD よりも ENBD のほうが胆管炎の合併が少ないため、望ましい。

1 膵臓の画像検査のポイント

1. 腹部エコー

非侵襲的で繰り返し行えるのが利点。皮下脂肪の多い体格や消化管のガスによっては観察しにくいこともあるよ。

慢性膵炎のエコー画像

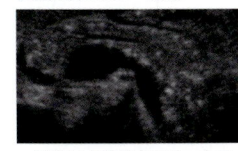

・膵内に点状の高エコーを示す多数の膵石がみられる。

膵臓　膵管
上腸間膜静脈
脾静脈
膵石（石灰化）

2. 腹部造影 CT

エコーに比べて盲点が少なく、膵の画像検査では中心的役割を担うよ。

膵がんの造影 CT 画像

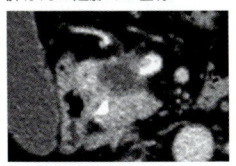

・典型的な膵がんは、造影後早期に低濃度に描出される。
・周囲の血管への浸潤の有無などが評価できる。

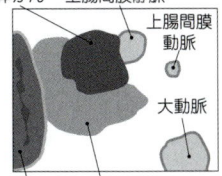

膵がん　上腸間膜静脈
上腸間膜動脈
大動脈
十二指腸　膵臓

3. MRCP（MR 胆管膵管撮影）

胆汁や膵液を強調して撮影するよ。造影剤を使わずに、炎症の急性期や手術後でも負担が少ないよ。閉塞をきたす病変があっても、その中枢や末梢側のどちらの情報も知ることができるよ。

膵頭部がんの MRCP 画像

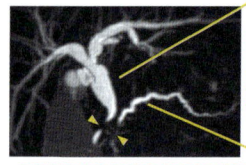

拡張した総胆管

膵腫瘍（▶）によって胆汁の流れがせき止められると、胆管が拡張する。黄疸がみられることも多い。

拡張した主膵管

膵腫瘍（▶）によって膵液の流れがせき止められると、正常では 3mm に満たない太さの主膵管が拡張する。

4. PET（ポジトロン断層法）

^{18}F-FDG というアイソトープを静脈に注射し、腫瘍に取り込まれた ^{18}F-FDG が放出する放射線をとらえて画像化するものだよ。

進行膵がんの PET 画像

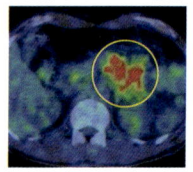

・膵体部の膵がんに強い集積がみられる。

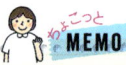

ちょこっと
MEMO

・PET では全身を一度に撮影することができるため、転移巣の診断などに有用。
・小さい病変は描出されにくく、撮影に特殊な装置が必要といった短所もある。

2 膵臓の内視鏡的治療と看護

1. ERCP の手技を利用した内視鏡的治療

ERCP（内視鏡的逆行性胆管膵管造影）は十二指腸乳頭の膵管・胆管開口部にカテーテルを挿入し、造影剤を膵管・胆管に逆行性に注入して撮影するよ。

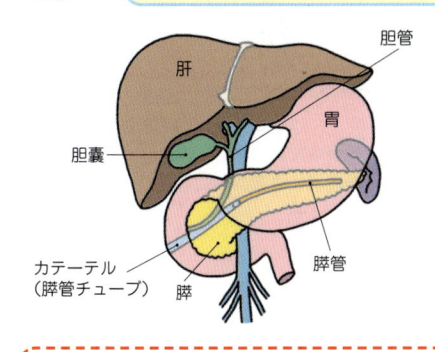

肝
胆管
胃
胆嚢
膵管
カテーテル（膵管チューブ）
膵

- ・膵石の破砕や採石を行うことがあるが、胆管結石などに比べると治療頻度は低い。
- ・膵がんが疑われる場合、膵液を採取して細胞診を行うなど、診断目的に利用される機会が多い。

2. 超音波内視鏡を用いた治療

「4. 膵臓のドレナージ処置」の項参照→ p.118

3. 膵臓の内視鏡的治療を受ける患者の看護

合併症の早期発見のために、以下の観察や看護が必要だよ。

a. 治療前日までに確認しておくこと

☐医師から内視鏡的治療の説明を受けているかどうか
☐検査の同意書はあるか
☐抗凝固薬を飲んでいないか
☐血糖降下薬を飲んでいないか

出血予防のため、検査前は抗凝固薬を休薬する。

検査前後は絶食のため休薬する。低血糖症状に注意。

b. 治療までに確認すること

☐内視鏡的治療を受けるためのオリエンテーション
 ・絶食の説明（食事再開は、検査後、医師に確認する）
 ・鎮静を行う場合は、検査後の転倒・転落の危険について説明する
☐末梢ルートが確保できているか（鎮静時に使用。また、急変時に使用できるように）

検査後、血清アミラーゼ（Amy）値が上昇するため、膵炎食（脂肪制限）にする。

c. 治療後に確認すること

☐飲水、食事再開の日時、食事の種類
☐安静度の確認（鎮静後は、安静の指示がある場合もある）
☐輸液はいつまで投与するか

□清拭、シャワー、入浴はいつから可能か
□休薬していた薬はいつから再開か

> 自己判断で内服を再開する
> 患者もいるので注意。

> Amy 値が上昇している場合
> は絶食になるため、翌日に
> 採血、採尿をし、値の改善
> を確認する。

d. 観察内容

□血清 Amy 値、尿 Amy 値
□蛋白分解酵素薬を指示どおり点滴できているか（膵
　炎予防のため、この薬剤を使用する）
□腹痛が起こっていないか（鎮痛薬を使用しても症状
　がおさまらない場合、膵炎を疑うので主治医へ報告）

POINT ★

患者が安心して安全・確実に検査が受けられるよう、
説明することが大切。観察の目的は、すべて異常の
早期発見のためである。合併症の1つひとつの症
状を理解して、意図的に観察しよう！

3 膵臓の外科手術と看護

1. 膵頭十二指腸切除

膵頭十二指腸切除は、消化器系の手術ではもっとも規模の大きい術式の1つ。術後合併症を起こしやすく、入院期間も長期になりやすいよ。

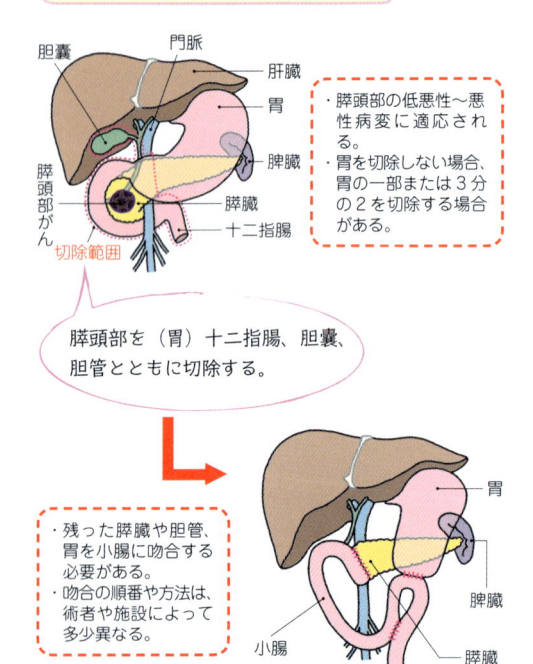

胆嚢　門脈　肝臓　胃　脾臓　膵臓　十二指腸

膵頭部がん　切除範囲

・膵頭部の低悪性〜悪性病変に適応される。
・胃を切除しない場合、胃の一部または3分の2を切除する場合がある。

膵頭部を（胃）十二指腸、胆嚢、胆管とともに切除する。

・残った膵臓や胆管、胃を小腸に吻合する必要がある。
・吻合の順番や方法は、術者や施設によって多少異なる。

胃　脾臓　膵臓　小腸

2. 膵体尾部切除

膵頭十二指腸切除に比べるとシンプルな術式だけど、術後膵液瘻はむしろ膵体尾部切除のほうが起こりやすいよ。

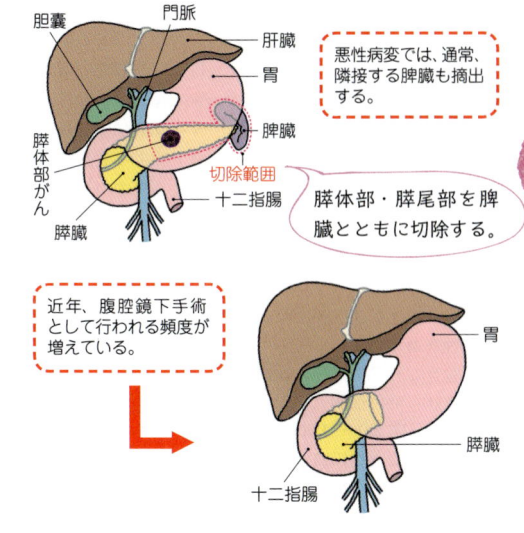

悪性病変では、通常、隣接する脾臓も摘出する。

膵体部・膵尾部を脾臓とともに切除する。

近年、腹腔鏡下手術として行われる頻度が増えている。

（図中ラベル）胆嚢／門脈／肝臓／胃／脾臓／切除範囲／膵体部がん／十二指腸／膵臓／胃／膵臓／十二指腸

3. その他の膵臓手術

手術	術式・適応
膵中央切除	膵中央（体部）を分節状に切り取る
腫瘍核出	病変部だけをくり抜くように切除する
膵全摘	広範囲の病変や術後残った膵臓に再発した場合など
膵管減圧術	慢性膵炎において、内科的治療や内視鏡的治療が無効の場合、症状の緩和目的に選択される

4. 膵臓切除を受ける患者の看護

膵臓の手術は、膵液瘻や術後出血などの合併症を起こしやすいから、以下の看護が必要だよ。

a. 術後の観察ポイント

◆高血糖をきたしていないか
◆ドレーン排液の観察
  □術直後のドレーン性状に異常はないか
  □ドレーン排液に膵液が混じっていないか
  （術後1～2日目にワインレッドまたはブドウジュース色を呈すると膵液瘻の可能性あり）
  □量：血性で100mL/h以上の場合は術後出血の可能性があり、すぐに医師へ報告する
◆膵管チューブの排液の観察
  □性状：無色透明
  □量：正常50～100mL/日
  □膵管チューブに血液が混じっていないか
   混じっていたらすぐに医師へ報告する（出血を疑う）

手術侵襲によるインスリン抵抗性の増大や、膵頭部切除によるインスリン分泌の低下により高血糖をきたしやすい。

ちょこっと
MEMO

術後の膵管チューブは膵液の体外誘導により、膵消化管吻合部の減圧を行い、膵液による組織障害を予防することが目的で挿入される。

b. 看護

◆栄養管理

切除によって胆汁や膵液などが減少するので、脂肪の吸収障害や食物の消化吸収障害が生じやすい。そのため、食事が開始されたあとは、下痢の有無の確認と対処が必要である。

POINT ★

- 膵臓の手術は時間が長く、合併症をきたしやすい。ドレーン管理と合併症の早期発見に努める必要がある。
- 血糖変動や消化吸収障害が起こることが多いので、他臓器の場合と比べて栄養管理に注意する。

4 膵臓のドレナージ処置

1. 外科的ドレナージ

急性膵炎に併発した感染性膵壊死では、開腹による壊死物質除去（ネクロセクトミー）が行われることがあるよ。

IVR（画像支援治療）や低侵襲治療の進歩によって、外科的ドレナージを行う機会は減っている。

2. 経皮的ドレナージ

 膵臓や膵臓周囲に膿などが貯留した際は、エコーやCT画像の誘導下に目的部位を穿刺してドレナージするよ。

安全な穿刺が可能かどうか、あらかじめよく検討する必要がある。

膵嚢胞の感染に対する経皮的ドレナージ

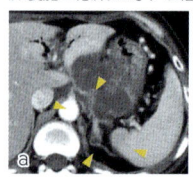

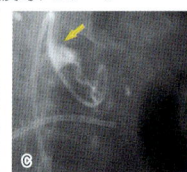

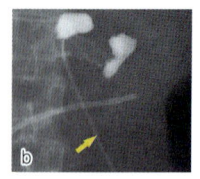

a：慢性膵炎に併発した感染性膵嚢胞（▶）のCT画像。
b：エコーガイドに経皮（経肝）的に嚢胞を穿刺（⟹）した。
c：膿性排液を確認し、ドレナージカテーテル（⟹）を留置した。

3. 内視鏡的ドレナージ

膵炎に併発した仮性嚢胞や、術後膵液瘻による腹腔内膿瘍などに対して、超音波内視鏡の技術を使ったドレナージが有効なことがあるよ。

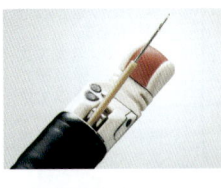

・先端にエコーを発生させるための超音波振動子が装着され、穿刺が可能な超音波内視鏡装置。

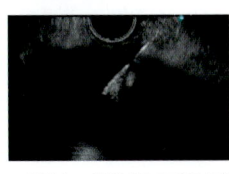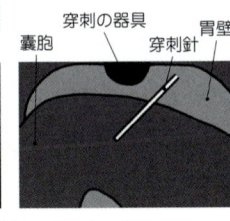

囊胞　穿刺の器具　穿刺針　胃壁

・胃や十二指腸から穿刺針を刺入し、ドレナージする。

膵腫瘍から細胞や組織を採取し、病理検査を行う際にも利用される。

上図：画像提供：オリンパス株式会社

下図：山本夏代. "超音波内視鏡ガイド下治療 ズバリメモ". 消化器内視鏡のケア ズバリ！使えるポイント BOOK. 山本夏代編. 大阪, メディカ出版, 2018, 53, (消化器外科ナーシング別冊). から許可を得て転載

POINT ★

・超音波内視鏡を使ったドレナージは、経皮的あるいは外科的ドレナージに比べて体への負担が少ない。

・今後も対象疾患や治療目的の拡大が予測される。

3 疾患・治療

F-4 膵臓のドレナージ処置

4. 膵切除術後のドレナージ

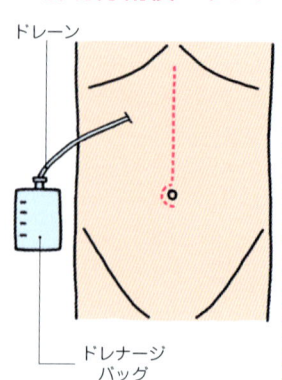

ドレーン

ドレナージ
バッグ

- ・膵臓の術後には、膵液瘻が発生することがある。
- ・術後膵液瘻は、腹腔内膿瘍や腹腔内出血など重篤な合併症につながる危険性がある。
- ・膵液瘻の有無を調べたり、膵液瘻が発生した後の治療につなげるため、一般にドレーンが挿入される（使用するドレーンの種類や本数は、術者や施設の方針によって異なる）。

膵切除術後のドレーン排液

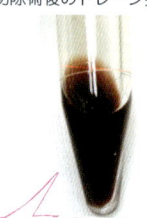

膵液自体は無色透明。膵液瘻で膵液が混ざった排液は特徴的なワインレッド色を呈する。

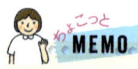

ちょこっと
MEMO

膵液瘻に細菌感染が起こると、次第に膿性に変化する。

1 抗悪性腫瘍薬 （経口代謝拮抗薬）

- 臨床現場では、経口抗がん剤の代謝拮抗薬が多く使用される。
- いずれも効果を示す主成分はフルオロウラシル（5-FU）であり、その効果を十分発揮させるために製剤的工夫がされている。
- 5-FU の作用機序：がん細胞は核酸（プリン塩基、ピリミジン塩基）などを用いて活発な DNA 合成を行い、際限なく増殖する。代謝拮抗薬（5-FU）は核酸と似た構造をしているため、誤ってがん細胞へ取り込まれて DNA の合成が阻害されることで、がん細胞の増殖を抑制することになる。

おもな商品名	おもな適応	おもな副作用
ティーエスワン®	胃がん術後補助 進行再発胃がん （S-1＋CDDP 療法） 非小細胞肺がん 頭頸部がん	骨髄抑制が発現しやすい 好中球減少：44％ ヘモグロビン減少：38％
ユーエフティ®	結腸・直腸がん術後補助	粘膜障害の発現率が高い 下痢：39％ 口内炎：34％
ゼローダ®	大腸がん術後補助 （カペシタビン単独、XELOX 療法） 進行再発乳がん 進行再発胃がん （XP/T 療法） 進行再発大腸がん （XELOX 療法）	手足症候群：59％

S-1/CDDP 療法：ティーエスワン®＋シスプラチン、XELOX 療法：ゼローダ®＋オキサリプラチン、XP/T 療法：ゼローダ®＋シスプラチン／トラスツズマブ。

2 経口抗菌薬

分　類	おもな商品名	略　語
ペニシリン系	サワシリン®	AMPC
	ビクシリン®	ABPC
	ユナシン®	SBTPC
	オーグメンチン® クラバモックス®	AMPC/CVA
セフェム系	ケフレックス®	CEX
	オラスポア®	CXD
	オラセフ®	CXM-AX
	パンスポリン®T	CTM-HE
	ケフラール®	CCL
	セフゾン®	CFDN
	セフテム®	CETB
	トミロン®	CFTM-PI
	フロモックス®	CFPN-PI
	メイアクトMS®	CDTR-PI
マクロライド系	クラリス® クラリシッド®	CAM
	ルリッド®	RXM
	エリスロシン®	EM
	ジスロマック®	AZM
ニューキノロン系	バクシダール®	NFLX
	シプロキサン®	CPFX
	スオード®	PUFX
	クラビット®	LVFX
	オゼックス® トスキサシン®	TFLX
	アベロックス®	MFLX
	ジェニナック®	GRNX
	グレースビット®	STFX

3 鎮痛薬

分　類	おもな商品名	特　徴
アセトアミノフェン	アセトアミノフェン	解熱・鎮痛作用を有するが、抗炎症作用はほとんどない インフルエンザの解熱薬として用いられる 安全性が高いが、長期大量服用で肝毒性がある
NSAIDs	アスピリン ポンタール® ボルタレン® インフリー® ハイペン® ロキソニン® フロベン® ロピオン® フルカム® モービック® ロルカム® セレコックス®	シクロオキシゲナーゼ（COX-1、COX-2）活性を阻害することで、炎症がある局所におけるプロスタグランジンの産生を抑えて抗炎症・鎮痛作用を発揮する
オピオイド	オキシコンチン®錠 MSコンチン®錠 オキノーム®散 オプソ®内服液 デュロテップ® MTパッチ フェントス®テープ アンペック®坐剤 アブストラル® 舌下錠 フェンタニル アルチバ®	オピオイドとは、麻薬性鎮痛薬やその関連合成鎮痛薬の総称である。オピオイドによる鎮痛作用は、神経系のμオピオイド受容体に作用し、強力な鎮痛効果が発揮される。術後痛やがん性疼痛などの強度な疼痛のコントロールに有効である
ピリン系薬剤	SG配合顆粒 クリアミン配合錠 メチロン®	ピリン系薬剤の服用で薬疹などのアレルギー症状を生じることを、ピリン系アレルギーという。SG配合顆粒、クリアミン配合錠は頭痛薬として使われる。メチロン®は使用頻度が少ない

4 制吐薬

- 制吐薬は作用機序によって以下の表に分類される。
- 制吐薬を選択する際には、吐き気の原因を確認し、吐き気の発生機序によって使い分ける必要がある。
- 吐き気は乗り物酔い、神経疾患、消化器疾患、薬物（抗がん剤など）などのさまざまな疾患で生じる。

分　類	おもな商品名	特　徴
中枢性制吐薬	トラベルミン®	抗ヒスタミン薬。乗り物酔いなどの吐き気を抑える
	ピーゼットシー® ノバミン®	術前、術後などの悪心・嘔吐を抑える
	コントミン®	神経症の症状からくる悪心・嘔吐を抑える
末梢性制吐薬	ストロカイン®	消化管の粘膜面を麻酔することで、神経の刺激をブロックし嘔吐を抑える
	ガスモチン®	消化管の動きを改善することで、消化器症状（悪心・嘔吐、食欲不振、膨満感など）を改善する
中枢性・末梢性制吐薬	ナウゼリン® プリンペラン®	消化器疾患（胃炎、胃・十二指腸潰瘍など）による消化器機能異常による吐き気を、胃腸の運動を活発にすることで抑える。ナウゼリン®は妊婦には禁忌
5-HT₃受容体阻害薬	カイトリル® アロキシ® セロトーン® ゾフラン®	抗がん剤による急性期の吐き気を抑える
ニューロキニン1（NK₁）受容体阻害薬	イメンド® プロイメンド®	抗がん剤による遅延性の吐き気を抑える

5 下剤（便秘薬）

- 下剤には腸を刺激して排便を促す「刺激性下剤」と、便を軟らかくし腸の内容物を増やして排便を促す「浸透圧性下剤」「膨張性下剤」がある。
- 新規作用機序の下剤として、小腸上皮にあるクロライドチャネルを活性化することで腸管内への水分の分泌を増加させ、便を軟らかくすることによって排便を促す「クロライドチャネルアクチベーター」がある。
- オピオイド誘発性便秘症の症状緩和に適応をもつスインプロイク®がある。

分　類	おもな商品名	薬理作用
大腸刺激性下剤	アローゼン® プルゼニド®	大腸を刺激して蠕動を高めることで排便を促す
	ラキソベロン®	大腸で加水分解され、効果を発揮する
直腸刺激性下剤	テレミンソフト®	直腸粘膜を直接刺激し、排便反射を起こす
	新レシカルボン®	体温で温められて直腸内で炭酸ガスを徐々に発生し、その刺激で排便を促す
浸透圧性下剤 （塩類下剤）	マグミット® 酸化マグネシウム	腸管からの水分再吸収を抑制することで便を膨潤・軟化させ、排便を促す
浸透圧性下剤 （糖類下剤）	モニラック®	未変化体のまま大腸に達し、高繊維食摂取時様の生理的な排便作用を発揮する
膨張性下剤	バルコーゼ®	水分を含むことで膨らみ、ゼラチン状になり、硬くなっている便と混じることで便が軟らかくなり、容積が増大して排便を促す

分　類	おもな商品名	薬理作用
クロライド チャネルアクチ ベーター	アミティーザ®	小腸上皮にあるクロライドチャネルとよばれる構造を活性化し、腸管内への水分の分泌を増加させ、便を軟らかくすることによって、排便作用を促進する
	リンゼス®	腸粘膜上皮細胞に発現しているGC-C受容体に結合することで、腸管分泌および腸管輸送能を促進する
浣腸剤	グリセリン	腸管壁の水分を吸収することにより、局所を刺激して便を軟らかくする
経口末梢性μ オピオイド 受容体拮抗薬	スインプロイク®	消化管の末梢μオピオイド受容体に結合してオピオイド鎮痛薬と拮抗することにより、オピオイド誘発性便秘症を改善する

6 経口糖尿病治療薬

分　類	おもな商品名	薬理作用
ビグアナイド薬	メトグルコ ®	肝臓での糖新生抑制
チアゾリジン薬	アクトス ®	インスリン抵抗性の改善。1日1回服用
スルホニル尿素（SU）薬	グリミクロン ® ダオニール ® アマリール ®	インスリン分泌を促進
速効型インスリン分泌促進薬（グリニド薬）	グルファスト ® シュアポスト ® スターシス ®	よりすみやかなインスリン分泌促進。服用後、短時間で血糖降下作用を発揮する
DPP-4 阻害薬	エクア ® ジャヌビア ® テネリア ® トラゼンタ ® ネシーナ ® オングリザ ® スイニー ® ザファテック	インスリン分泌促進作用とグルカゴン分泌抑制作用。エクア ®、スイニー ® は1日2回服用、他剤は1日1回服用。ザファテック ® は1週間に1回の服用
αグルコシダーゼ阻害薬	グルコバイ ® ベイスン ® セイブル ®	糖の吸収を遅らせることで、食後の血糖値の上昇を抑える。食直前に服用する
SGLT2 阻害薬	スーグラ ® カナグル ® ジャディアンス ® デベルザ ® フォシーガ ® ルセフィ	尿糖の排泄を促進することで血糖値を下げる。1日1回朝食前または朝食後に服用

7 消化性潰瘍治療薬

分　類	おもな商品名	特　徴
酸分泌抑制薬	アシノン® アルタット® ガスター® ザンタック® タガメット® プロテカジン®	H₂ ブロッカー。胃粘膜に存在するヒスタミン受容体に拮抗することで酸分泌を抑制する
	タケプロン® ネキシウム® パリエット® オメプラール®	プロトンポンプインヒビター。胃壁細胞の胃酸分泌の最終段階であるプロトンポンプを特異的に阻害する
	タケキャブ®	新しい機序のプロトンポンプインヒビター。酸分泌抑制作用発現が速く、強い
	ガストロゼピン®	酸分泌を抑制する
粘液産生・分泌促進薬	セルベックス® ムコスタ®	胃粘膜の再生を促し、胃炎・胃潰瘍の症状を改善する
プロスタグランジン製剤	サイトテック®	NSAIDs による潰瘍予防に用いられる。妊婦には禁忌
潰瘍病巣保護薬	プロマック®	胃粘膜損傷部位に付着し、創傷治癒を促進する
	アルサルミン®	潰瘍面に広く付着し、組織を修復することで潰瘍治癒を促進する。透析患者には禁忌
組織修復促進薬	ガストローム®	胃酸による侵襲を防ぐ
胃粘膜微小循環改善薬	ドグマチール®	胃血流を改善し、抗潰瘍薬として作用する

A	Amy	amylase	アミラーゼ
	APC	argon plasma coagulation	アルゴンプラズマ凝固法
B	Bill	bilirubin	ビリルビン
	BMI	body mass index	肥満指数
C	Ce	cervical esophagus	頸部食道
	CE	capsule endoscopy	カプセル内視鏡
D	DG	distal gastrectomy	幽門側胃切除術
E	EIS	endoscopic sclerotherapy.endoscopic injection sclerotherapy	内視鏡の硬化療法
	EMR	endoscopic mucosal resection	内視鏡の粘膜切除術
	ENBD	endoscopic nasobiliary drainage	内視鏡の経鼻胆管ドレナージ
	ENPD	endoscopic nasopancreatic drainage	内視鏡の経鼻膵管ドレナージ
	EPBD	endoscopic papillary balloon dilation	内視鏡の乳頭バルーン拡張術
	EPS	endoscopic pancreatic stenting	内視鏡の膵管ステント留置術
	EPST	endoscopic pancreatic sphincterotomy	内視鏡の膵管口切開術
	ERCP	endoscopic retrograde cholangiopancreatography	内視鏡の逆行性胆管膵管造影
	ESD	endoscopic submucosal dissection	内視鏡の粘膜下層剥離術
	EST	endoscopic sphincterotomy	内視鏡の乳頭括約筋切開術
	ESWL	extracorporeal shock wave lithotripsy	体外衝撃波結石破砕術
	EUS	endoscopic ultrasonography	超音波内視鏡
	EUS-BD	EUS-guided biliary drainage	超音波内視鏡ガイド下胆道ドレナージ
	EUS-CD	EUS-guided pancreatic cyst drainage	超音波内視鏡ガイド下膵嚢胞ドレナージ
	EUS-FNA	endoscopic ultrasound-guided fine needle aspiration	超音波内視鏡ガイド下穿刺術
	EUS-HGS	EUS-guided hepaticogastrostomy	超音波内視鏡ガイド下肝胃吻合術
	EVL	endoscopic variceal ligation	内視鏡の静脈瘤結紮術
F	FAP	familial adenomatous polyposis	家族性大腸腺腫症

	FNA	fine needle aspiration	穿刺吸引
L	LR	local resection	胃局所切除術
	Lt	lower thoracic esophagus	胸部下部食道
M	MRI	magnetic resonance imaging	磁気共鳴画像法
	Mt	middle thoracic esophagus	胸部中部食道
N	NST	nutrition support team	栄養サポートチーム
P	PET	positron emission tomography	ポジトロン断層法
	PG	Proximal gastrectomy	噴門側胃切除術
	PONV	postoperative nausea and vomitiong	術後悪心・嘔吐
	PTAD	percutaneous transhepatic abscess drainage	経皮経肝膿瘍ドレナージ
	PTBD	percutaneous transhepatic biliary drainage	経皮経肝胆道ドレナージ
	PTCD	percutaneous transhepatic cholangio drainage	経皮経肝胆管ドレナージ
	PTGBD	percutaneous transhepatic gallbladder drainage	経皮経肝胆嚢ドレナージ
S	SSI	Surgical site infection	手術部位感染
T	TG	total gastrectomy	胃全摘術
	TP	total protein	総タンパク
U	UC	ulcerative colitis	潰瘍性大腸炎
	Ut	upper thoracic esophagus	胸部上部食道

5

略語一覧

引用・参考文献

CHAPTER 2

1) 日本静脈経腸栄養学会編. 静脈経腸栄養ガイドライン 第 3 版. 東京, 照林社, 2013, 488p.

CHAPTER 3-A

1) 石川彰. "術前の抗血栓薬, 止める期間は今でも 1 週間？". 術前・術後ケアの「これって正しい？」Q&A100. 西口幸雄編. 東京, 照林社, 2014, 5.

2) Apfel, CC. et al. A simplified risk score for predicting postoperative nausea and vomiting: conclusions from cross-validations between two centers. Anesthesiology. 91 (3), 1999, 693-700.

3) 井上智子編. 成人看護実習ガイドⅠ 急性期・周手術期. 東京, 照林社, 2007, 132-40.

4) 一般社団法人日本病院薬剤師会学術委員会. 根拠に基づいた周術期患者への薬学的管理ならびに手術室における薬剤師業務のチェックリスト. 2017, 3.

5) 藤本一眞ほか. 抗血栓薬服用者に対する消化器内視鏡診療ガイドライン. 日本消化器内視鏡学会雑誌. 54 (7), 2012, 2075-102.

6) 久保健太郎. "PONV の対策とは？". 西口幸雄編. 術前・術後ケアの「これって正しい？」Q & A100. 東京, 照林社. 2014, 52.

7) 中村公記ほか. 疼痛ケア. 消化器外科 NURSING. 23(4), 2018, 56-7.

8) 井上智子編. 成人看護実習ガイドⅠ 急性期・周手術期. 東京, 照林社, 2007, 124-5.

9) 久保健太郎. "痛み止めを頻繁に希望する患者はどうすればいいの？". 術前・術後ケアの「これって正しい？」Q & A100. 西口幸雄編. 東京, 照林社, 2014, 68, 64.

10) 中村公記ほか. ドレーン管理と排液. 消化器外科 NURSING. 23 (4), 2018, 54.

11) 石田隆ほか. "ドレーンからわかる合併症への対応". 楠正人監修. 新人ナースのための消化器外科ドレーン管理（消化器外科 NURSING2017 年春季増刊）. 大阪, メディカ出版, 2017, 180-206.

CHAPTER 3-B

1) 日本癌治療学会編. がん診療ガイドライン 食道がん.

2) 幕内博康編．"PET による食道癌診断"．食道外科の要点と盲点．東京，文光堂，2003，74-5.

3) Akaishi, T. et al. Thoracoscopic en bloc total esophagectomy with radical mediastinal lymphadenectomy. J Thorac Cardiovasc Surg. 112（6），1996, 1533-40.

4) Osugi, H. et al. Learning curve of video-assisted thoracoscopic esophagectomy and extensive lymphadenectomy for squamous cell cancer of the thoracic esophagus and results. Surg Endosc. 17（3），2003, 515-9.

5) Palanivelu, C. et al. Minimally invasive esophagectomy: thoracoscopic mobilization of the esophagus and mediastinal lymphadenectomy in prone position--experience of 130 patients. J Am Coll Surg. 203（1），2006, 7-16.

6) 掛川輝夫．食道癌の外科．東京，医学書院，1991，187.

7) 宇佐美眞編．消化器外科ケア．東京，照林社，2010，104-15.

8) 中尾昭公編．消化器癌のキュアとケア．大阪，メディカ出版，2006，19-20.

9) 幕内博康編．"食道癌の術前検査および処置の原則"．食道外科の要点と盲点．東京，文光堂，2003，128-9.

CHAPTER 3-C

1) 日本胃癌学会編．"内視鏡的切除"．胃癌治療ガイドライン．東京，金原出版，2018，20-4.

2) 幸田隆彦ほか．"内視鏡的粘膜切除術（EMR）知っておきたい EMR の種類と特徴"．カラー写真で必ずわかる！消化器内視鏡．改訂版．東京，羊土社，2010，134-9.

3) 幸田隆彦ほか．"内視鏡的粘膜切除術（EMR）ESD の実際"．カラー写真で必ずわかる！消化器内視鏡．改訂版．東京，羊土社，2010，165-83.

4) 荒井邦佳編．"術前管理のコツ"．胃外科の要点と盲点．東京，文光堂，2003，120-4.

5) Katai, H. et al. Safety and feasibility of laparoscopy-assisted distal gastrectomy with suprapancreatic nodal dissection for clinical stage I gastric cancer: a multicenter phase II trial（JCOG 0703）．Gastric Csncer. 13, 2010, 238-44.

6) 荒井邦佳編．"胃癌手術後合併症の種類と頻度"．胃外科の要点と盲点．東京，文光堂，2003，136-63.

CHAPTER 3-D

1) 日本ストーマ・排泄リハビリテーション学会編．ストーマ・排泄リハビリテーション学用語集．第 3 版．東京，金原出版，2015，135-6.
2) ストーマリハビリテーション講習会実行委員会編．ストーマリハビリテーション 基礎と実際．第 3 版．東京，金原出版，2016，368p.

CHAPTER 3-E

1) 日本肝胆膵外科学会、胆道癌診療ガイドライン作成委員会編．エビデンスに基づいた胆道癌診療ガイドライン．改訂第 2 版．東京，医学図書出版，2014，153p.
2) 急性胆管炎・胆嚢炎診療ガイドライン改訂出版委員会編．－ TG13 新基準掲載－急性胆管炎・胆嚢炎診療ガイドライン 2013．東京，医学図書出版，2013，195p.
3) 中里徹矢ほか．肝手術後の看護・観察ポイント．消化器外科 NURSING．18（8），2013，37-43.

CHAPTER 3-F

1) 伊藤貴明ほか．膵頭十二指腸切除術．膵体尾部切除術．消化器外科 NURSING．20（3），2015，44-50.
2) 中川原寿俊ほか．膵臓手術後の看護・観察ポイント．消化器外科 NURSING．18（8），2013，44-9.

CHAPTER 4

1) 各薬剤添付文書，インタービューフォーム，適正使用ガイド．
2) 浦部晶夫ほか編．今日の治療薬 2018 解説と便覧．東京，南江堂，2018，1472p.
3) 日本糖尿病学会編．糖尿病治療ガイド 2016-2017．東京，文光堂，2016，118p.

ちびナス 消化器
―困ったときのお助けBOOK

2018年10月5日発行　第1版第1刷©

監　修　山中 若樹

編　集　矢吹 浩子

発行者　長谷川 素美

発行所　株式会社メディカ出版
　　　　〒532-8588
　　　　大阪市淀川区宮原3-4-30
　　　　ニッセイ新大阪ビル16F
　　　　https://www.medica.co.jp/

編集担当　山田美登里
編集協力　（有）メディファーム
装　　幀　北風慎子（marble）
イラスト　みやよしえ
印刷・製本　株式会社シナノ パブリッシング プレス

ISBN978-4-8404-6572-4　　　Printed and bound in Japan

当社出版物に関する各種お問い合わせ先（受付時間：平日9：00〜17：00）
●編集内容については、編集局 06-6398-5048
●ご注文・不良品（乱丁・落丁）については、お客様センター 0120-276-591
●付属の CD-ROM、DVD、ダウンロードの動作不具合などについては、
　　　　　　　　　　　　　　　　デジタル助っ人サービス 0120-276-592